名医与您谈疾病丛书

甲状腺功能亢进症

（第二版）

总主编　李广智

主　编　刘志民　冯晓云　邹俊杰

中国医药科技出版社

内容提要

本书是原书的再版修订，分为常识篇、病因篇、症状篇、诊断与鉴别诊断篇、治疗篇及预防保健篇6个篇章，以问答的形式详细介绍了甲状腺功能亢进症（简称甲亢）的基本常识、发病机制及诊断、治疗、预防保健等相关知识，有利于疾病的早期发现、早期诊断及治疗。本书适合甲亢患者及其家属阅读，也可供临床医生参考。

图书在版编目（CIP）数据

甲状腺功能亢进症/刘志民，冯晓云，邹俊杰主编 .—2 版 .—北京：中国医药科技出版社，2013.7

（名医与您谈疾病丛书）

ISBN 978 - 7 - 5067 - 6030 - 0

Ⅰ.①甲… Ⅱ.①刘… ②冯… ③邹… Ⅲ.①甲状腺功能亢进 - 防治 - 问题解答 Ⅳ.①R581.1 - 44

中国版本图书馆 CIP 数据核字（2013）第 053720 号

美术编辑　陈君杞
版式设计　郭小平

出版　中国医药科技出版社
地址　北京市海淀区文慧园北路甲 22 号
邮编　100082
电话　发行：010 - 62227427　邮购：010 - 62236938
网址　www.cmstp.com
规格　958 × 650mm ¹⁄₁₆
印张　12
字数　135 千字
初版　2009 年 4 月第 1 版
版次　2013 年 7 月第 2 版
印次　2015 年 2 月第 2 版第 2 次印刷
印刷　北京市密东印刷有限公司
经销　全国各地新华书店
书号　ISBN 978 - 7 - 5067 - 6030 - 0
定价　**28.00 元**
本社图书如存在印装质量问题请与本社联系调换

《甲状腺功能亢进症》

编 委 会

出版者的话

随着生活水平的提高，人们对医学保健知识的需求空前高涨，我社紧扣时代脉搏，也加大了对医学科普图书的投入。要想提高全民的健康素质，有效防治疾病，需要加大对疾病和健康知识的宣传、普及和推广工作，使群众了解和掌握相关知识，才能够有效预防疾病的发生和发展，并能有效缓解"看病难，看病贵"的问题。

基于此，我社于2009年出版了《名医与您谈疾病丛书》，第一版丛书共71本，囊括了绝大部分常见疾病。该丛书一经出版，就受到了广大读者的热烈欢迎，许多品种重印多次都不能满足读者需求，致使该丛书一度在医学科普图书中独领风骚。2009年，本丛书获"第七届统战系统出版社优秀图书"奖；丛书总主编李广智2011年荣获"上海大众科技奖·提名奖"；该丛书的6个分册曾连续入选新闻出版总署2010~2011年度、2011~2012年度《农家书屋重点出版物推荐目录》，重印多次，受到读者的一致好评。时隔四年，随着新技术、新概念的不断进展，许多观念也在不断更新，本丛书有必要与时俱进地进行改版补充和修订。

本次修订，从第一版中挑选了销量最好的前23本，就国内外最新进展和指南做了补充和更新，特别新加了一些患者最常问的问题和解答。本次再版的分册分别为：《高血压》、《痛风》、《高脂血症》、《类风湿关节炎》、《前列腺疾病》、《妇科炎症》、《腰椎间盘突出症》、《颈肩腰腿痛》、《脂肪肝》、《脑卒中》、《肾炎》、《胆囊炎与胆石症》、《乙型肝炎》、《乳腺疾病》、《甲状腺功能亢进症》、《银屑病》、《癫痫》、《尿路感染》、《抑郁症》、《焦虑障碍》、《冠心病》、《糖尿病》、《老年性痴呆》。考虑到目前心理卫生方面频发的问题和疾患，我们又加了《强迫症》和《精神分裂症》两本书一起出版，共25本。

本次修订，还是沿用了读者问、名医答的形式，对25种常见疾病、综合征或重要症状的病因、临床表现、诊断、治疗、预防保健等问题，做了尽可能详细而通俗的阐述；并特别选答在临床诊疗中患者询问医师最多的问题，为读者提供实用全面的防治疾病知识。它既适用于患者及其家属全面了解疾病，也可供医务工作者向病人介绍其病情和解释防治措施。

为大众的健康事业做好宣传普及推广工作是我社义不容辞的光荣职责，希望本丛书的再版，能够受到广大患者和家属的欢迎。

中国医药科技出版社

2013年5月

再版前言

甲状腺功能亢进症（简称甲亢）是内分泌科常见疾病，伴随着社会环境的变化其发病率越来越高，但往往患者对该疾病的发病原因不甚了解，以至于在疾病的预防及治疗理念上有很多误区，尤其是当疾病起病隐匿，症状又不典型时，往往导致误诊误治，贻误病机。

其实，甲亢只是甲状腺功能亢进的简称，它代表的是甲状腺功能的一种状态，与甲减相反，有多种甲状腺疾病可以使甲状腺功能处于亢进状态，对于不同原因引起的甲亢虽其症状相同但治疗方法和生活方式的注意事项差别却很大。为了使广大患者在科普层面上更多的了解"甲亢"这一疾病，我们组织编写本书《甲状腺功能亢进症》（简称甲亢），全书分为6部分，以通俗易懂的叙述形式从疾病的概念、发病机制、临床表现、诊断、治疗及预防保健各个方面向读者介绍甲亢的相关知识。自2010年出版以来受到广大患者及读者的好评，为了满足更多患者的需要，我们再版这一书，并在原来基础上对部分内容进行了调整及细化，希望能够帮助更多的患者朋友和年轻医生。

编　者
2013年2月

目录
Contents

常 识 篇

病 因 篇

症 状 篇

诊断与鉴别诊断篇

治 疗 篇

预防保健篇

常识篇

- ◆ 甲状腺的解剖结构如何？
- ◆ 甲状腺有哪些生理功能？
- ◆ 甲状腺激素的种类有哪些？
- ◆ 甲状腺激素是如何合成与分泌的？
- ◆ 甲状腺激素对代谢有哪些作用？
- ◆ 甲状腺激素对生长发育有哪些作用？

甲状腺的解剖结构如何？

甲状腺是人体内最表浅的内分泌腺体。甲状腺的两个侧叶贴附于喉下部和气管上部的前侧面，上达甲状软骨中部，下抵第六气管软骨环。峡部多位于第二至第四气管软骨环的前方。峡部可向上伸出锥状叶，有时可达舌骨。正常人的甲状腺重约 20～30g，女性的甲状腺稍大于男性。侧叶体积：长 4～5cm，宽 1～2cm，厚 2～3cm。左右两侧叶基本对称，但从水平位置看，右侧叶稍高于左侧叶。甲状腺的形态可有不同程度的变异，峡部缺如者约占 7%，有锥状叶者约占 70%，可与左或右侧叶相连（图 1–1）。

甲状腺的血液供应十分丰富，每克组织血流达 4～6ml/min，为一般组织的 50 倍左右。血液来自甲状腺下动脉和甲状腺上动脉，其间有吻合支。静脉在甲状腺表面形成静脉丛，血液经甲状腺上、中、下 3 组静脉流出甲状腺。甲状腺接受交感神经和副交感神经支配。交感神经纤维束来自交感神经链颈段的颈中节，伴随甲状腺上动脉进入腺体，其功能是促进腺体分泌和释放甲状腺激素。副交感神经来自迷走神经，其功能尚未完全阐明。甲状腺的淋巴引流具有广泛性和多向性特点。向上达上颈部，向下至纵隔，两侧达颈侧区及咽后区域，甚至可达对侧。

甲状腺外有纤维囊包裹。此囊伸入腺体组织，将腺体分为大小不等的小叶。囊外有颈深筋膜包绕，侧叶与环状软骨间常有韧带样结缔组织相连，故吞咽时，甲状腺随喉向上下移动。但正常情况下，甲状腺即使在吞咽动作时亦不能窥见。

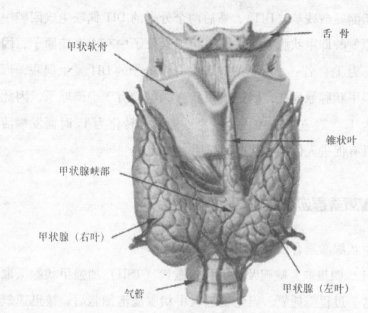

甲状软骨

舌骨

锥状叶

甲状腺峡部

甲状腺（右叶）

气管

甲状腺（左叶）

图 1-1　甲状腺的解剖结构

甲状腺有哪些生理功能？

甲状腺的主要生理功能是合成和分泌甲状腺激素（yroid hormones），由甲状腺滤泡细胞摄取血循环中的碘与酪氨酸结合而形成，主要调节体内的各种代谢并影响机体的生长和发育。另外，在滤泡上皮旁或滤泡间的间质组织中，散在有滤泡旁细胞（明亮细胞，C 细胞），分泌另一类激素——降钙素（calcitonin，CT），主要调节机体的骨代谢。

甲状腺激素的种类有哪些？

甲状腺激素主要有甲状腺素（即四碘甲状腺原氨酸，T_4）和三碘甲状腺原氨酸（T_3）两种。甲状腺球蛋白酪氨酸残基上的氢原子可被碘原子取代或碘化，首先生成一碘酪氨酸残基（MIT）和二碘酪氨酸残基（DIT），然后两个分子的 DIT 偶联生成四碘甲状腺原氨酸即甲状腺素，每个甲状腺素分子中有 4 个碘原子，因此缩写为 T_4。若一个分子的 MIT 与一个分子的 DIT 发生偶联，形成三碘甲状腺原氨酸，因三碘甲状腺原氨酸有 3 个碘原子，因此缩写为 T_3。T_4 在肝脏中去掉一个碘原子，转化为 T_3 时而发挥活性，具有促进人体各种代谢的作用。

甲状腺激素是如何合成与分泌的？

甲状腺激素合成分为以下几个步骤：

（1）碘摄取　缺碘及促甲状腺激素（TSH）加强甲状腺摄取碘，这一过程需耗氧。碘化物进入甲状腺滤泡细胞后，被迅速氧化为活性碘元素。

（2）元素碘与酪氨酸结合形成 MIT 或 DIT　该一步骤亦即甲状腺球蛋白（Tg）的碘化反应，需在过氧化物酶的催化下进行。现认为，Tg 上的酪氨酸碘化反应在甲状腺滤泡细胞的顶端表面进行。酪氨酸碘化形成的是二碘酪氨酸（DIT）或一碘酪氨酸（MIT），主要与 Tg 的主体构象及甲状腺功能状况有关。

（3）甲状腺激素的贮存和分泌　合成的甲状腺激素以甲状腺球蛋白（Tg）的形式储存于甲状腺滤泡腔内。这是内分泌腺中激素储存于分泌激素的细胞外的惟一现象。此可能有利于机体储存更多的甲状腺激素供缺碘时需要。

甲状腺激素对代谢有哪些作用？

甲状腺激素作用于物质代谢的不同环节，对糖、脂肪、蛋白质、矿物质、水与电解质、维生素等的代谢均有影响。

（1）糖代谢　甲状腺激素使糖代谢速率加快，糖的吸收、利用，糖原的合成与分解均加速。大剂量甲状腺激素促进糖的吸收，促进肝糖原分解，甚者可升高血糖，产生"特殊类型糖尿病"。另一方面，甲状腺激素亦加速外周组织对糖的利用，因此，多数轻型甲状腺功能亢进症（全书以下简称"甲亢"）患者的血糖或葡萄糖耐量试验（OGTT）可维持在正常范围内，而重症患者可出现高血糖症或糖耐量减低。

（2）脂代谢　甲状腺激素加速脂肪代谢。胆固醇的合成和分解均加快，但分解大于合成。故甲亢者的血总胆固醇降低；反之，甲状腺功能减退（甲减）时则升高。

（3）蛋白质代谢　生理量的甲状腺激素促进 mRNA 转录（无明显特异性），增加蛋白质（包括酶类、受体等）的合成，机体呈氮的正平衡。在病理情况下，甲状腺激素过多对蛋白质代谢的影响与其生理作用有质的差异，过多的甲状腺激素使蛋白质分解明显加强，肌肉消瘦无力，并可导致甲亢性肌病、甲亢性蛋白质营养不良综合征等。而甲状腺激素缺乏时，蛋白质合成亦减少，细胞间黏蛋白增多。

（4）对其他代谢的影响　甲亢患者的尿肌酸排泄量常明显增多，伴尿肌酐排泄量减少。甲亢可引起钙磷代谢紊乱，呈负钙、负氮、负磷及负镁平衡。尿钙、磷、镁排泄量增多，但血浓度一般正常。生理剂量的甲状腺激素有利钠排水作用。甲减时，水钠潴留，组织间隙中含大量黏蛋白，具亲水性，黏蛋白大量积聚于皮下，吸附水分和盐类，出现特征性的黏液性水肿。甲状腺激素为维持维生素的正常代谢所必需。甲亢时，机体对维生素 A、B_1、B_2、B_6、B_{12}、维生素 C、烟酰胺等需要量均增加，如补充不足，可导致维生素缺乏症。甲减时，烟酸吸收和利用障碍，可出现烟酸缺乏症。由于胡萝卜素转化为维生素 A 和视黄醇受阻，血清胡萝卜素增高，皮肤可呈蜡黄色，多见于皮脂腺较丰富的部位。

甲状腺激素对生长发育有哪些作用?

脑的发育依赖于碘的供应充足和正常的 T_3 浓度。T_3 是神经细胞分化、增殖、移行、神经树突和触突、神经鞘膜等发育和生长的必需激素之一。现已证明,神经细胞和胶质细胞的生长、神经系统功能的发生与成熟、脑血流量的正常供应等均有赖于正常水平的甲状腺激素;骨的生长发育也依赖甲状腺激素的刺激;长骨的二次骨化中心出现时间、骨化速度均受甲状腺激素的调控。

甲状腺激素对神经系统有哪些作用?

甲状腺激素对成熟的神经系统的影响主要表现为中枢神经系统的兴奋作用。甲状腺激素对神经细胞前体细胞的分化、增殖、凋亡和重建等均有调节作用。甲状腺激素具有 β 肾上腺素样作用,使肾上腺素受体表达增加,这种作用在甲状腺激素过多时表现得较突出。例如甲亢时的心动过速、心悸、出汗、不耐热、脉压差增大、第一心音亢进、手抖及部分眼征等均与甲状腺激素的这一作用有关。

什么是甲状腺球蛋白?

甲状腺内含有许多大小不等的圆形或椭圆形腺泡。腺泡是由单层的上皮细胞围成,腺泡腔内充满胶质。胶质是腺泡上皮细胞的分泌物,主要成分是甲状腺球蛋白,其为在腺泡上皮细胞粗面内质网核糖体上的一种由 4 个肽链组成的大分子糖蛋白,其相对分子质量为 670000,有 3% 的酪氨酸残基。碘化过程就是发生在甲状腺球蛋白的酪氨酸残基上,约 10% 的酪氨酸残基可被碘化。甲状腺球蛋白酪氨酸残基上的氢原子可被碘原子取代或碘化,首先生成一碘酪氨酸残基(MIT)和二碘酪氨酸残基(DIT),然后

2个分子的 DIT 偶联生成四碘甲状腺原氨酸（T_4）；1个分子的 MIT 与1个分子的 DIT 发生偶联，形成三碘甲状腺原氨酸（T_3），还能合成极少量的反三碘甲状腺原胺酸（rT_3）。在一个甲状腺球蛋白分子上，T_4 与 T_3 之比为 20：1，这种比值常受碘含量的影响，当甲状腺内碘化活动增强时，DIT 增多，T_4 含量也相应增加，在缺碘时，MIT 增多，则 T_3 含量明显增加。

甲状腺激素分测是如何被调节的?

甲状腺激素主要是通过下丘脑的促甲状腺激素释放激素（TRH）、垂体的促甲状腺激素（TSH）和甲状腺激素之间的相互作用来实现的。下丘脑、垂体与甲状腺构成调节轴，共同调节甲状腺功能。正常人的甲状腺每天分泌约 $80\sim100\mu g$ 的甲状腺激素，其分泌量能保持相对恒定，主要是通过下丘脑的促甲状腺释放激素、垂体的促甲状腺激素和甲状腺激素之间的相互作用来实现的。

垂体促甲状腺激素是调节甲状腺功能的主要激素，实验表明，去垂体后，甲状腺激素合成与释放均明显减少，腺体也萎缩，只能靠着自身调节维持最低水平的功能，及时补充 TSH，可使甲状腺功能恢复正常。TSH 促进甲状腺激素合成和释放具体作用如下：加强"碘泵"的功能，使滤泡细胞的摄碘和浓缩碘的能力加强，并促碘活化，酪氨酸的碘化及缩合，使甲状腺激素合成增加。促进滤泡细胞的胞饮作用，从而使甲状腺激素的释放增加。另外 TSH 可促进腺细胞增生，腺体增大，使甲状腺血供增多。

T_4 与 T_3 在血液中浓度的升降能调节垂体促甲状腺激素细胞的活动。即当血液中 T_4 或 T_3 浓度增高时，T_4 或 T_3 将与垂体促甲状腺激素细胞核特异性受体结合，影响基因而产生抑制性蛋白，使 TSH 的释放与合成均减少，对 TRH 的反应性因此降低。但是 T_4（T_3）对垂体的这种反馈抑制与 TRH 的刺激相互影响，对 TSH 的分泌起着决定性作用。

另外，不少激素可以对下丘脑与垂体产生作用，调节甲状腺激素的水平。如雌激素通过加强对垂体刺激作用促进甲状腺激素的合成与分泌，生长素与肾上腺皮质激素则有相反作用。糖皮质激素抑制下丘脑分泌促甲状腺激素释放激素，从而减少甲状腺激素的合成。

甲状腺可以调节自身激素的合成与分泌吗？

甲状腺除了受到 TSH 的调节作用外，尚有其自身调节机制。其中碘是甲状腺功能重要的调节剂，缺碘时甲状腺通过优先合成 T_3，提高了对碘的有效利用。随着碘摄入的增加，其有机化过程呈现双向反应，即初期增加，以后碘化物的继续升高可暂时抑制甲状腺内碘的有机化，即所谓的 Wolff–Chaikoff 效应。正常甲状腺可能通过降低钠碘转运体（NIS）的表达而脱逸这一抑制效应，并恢复碘的有机化。但在少数人中，如果长期大量摄入碘化物，则可产生甲状腺肿和甲减，同时对妊娠期的胎儿甲状腺亦有影响。

什么是甲状腺功能亢进症？

甲状腺功能亢进症简称甲亢，指甲状腺呈现高功能状态的一组疾病，其共同特征为甲状腺激素分泌增加而导致的高代谢和基础代谢增加以及交感神经系统的兴奋性增加，病因不同者各有其不同的临床表现。

什么是医源性甲亢?

医源性甲亢是由于医疗需要摄入了过多的甲状腺激素制剂而引起的甲亢。如甲状腺手术后的甲状腺激素代替治疗,甲减患者的补充治疗,或患者本人为了某种目的或需要,如减肥,服用了甲状腺激素制剂。当使用剂量过大时,血中的甲状腺激素水平超出正常范围,出现和甲亢相同的临床表现,如体重减轻,心慌,出汗,怕热,手抖等。如遇有这种情况发生,需要在医生的指导下适当调整用药剂量。

什么是自身免疫性甲状腺疾病?

自身免疫性甲状腺疾病(AITD)是临床上常见的一种器官特异性自身免疫性疾病,其发病受遗传背景、免疫系统和环境条件等多种因素的影响。主要包括桥本甲状腺炎(Hashimoto thyroiditis,HT)、Graves 病(Graves disease,GD)和产后甲状腺炎(postpartum thyroiditis,PPT)。这些患者的血循环中大多有抗甲状腺抗体的存在,如甲状腺球蛋白抗体(TgAb)、甲状腺过氧化物酶抗体(TPOAb),TSH 受体抗体(TRAb)等。

什么是 Graves 病?

Graves 病即毒性弥漫性甲状腺肿,是一种自身免疫性疾病,临床表现为累及包括甲状腺在内的多系统的综合征,包括:高代谢综合征、弥漫性甲状腺肿、突眼征、特征性皮损和甲状腺肢端病等。

Graves 病主要由自身免疫机制所致,表现为甲状腺双侧弥漫性肿大,可有突眼征。它是甲亢的一种类型,在各类甲亢中,以 Graves 病最为常见。

什么是亚临床甲亢？

亚临床甲亢是一种常见的甲状腺疾病，血循环 TSH 降低（一般定在 <0.3mU/L）而甲状腺激素水平在正常范围，可拟诊本病。亚临床甲亢分为暂时性和持续性两类。一般而言，本病发展为临床甲亢的机会不多。暂时性亚临床甲亢主要见于各种甲状腺炎。甲亢应用抗甲状腺药物治疗后，甲状腺激素首先恢复，而 TSH 往往低于正常，这也是一过性亚临床甲亢的主要原因之一。持续性亚临床甲亢的常见原因是：①应用外源性甲状腺激素；②功能自主性甲状腺腺瘤；③多结节性甲状腺肿；④初诊 Graves 病以及经抗甲状腺药物、放射性碘或手术治疗后的甲亢。与传统的概念不同，亚临床甲亢并非没有任何临床表现，患者可出现易激、失眠和疲劳等非特异性表现，也可出现心律失常、肌无力和骨密度降低等心血管系统及骨代谢的异常。

甲亢是终身疾病吗？

不同原因引起的甲亢其预后不同，大多可针对病因进行治疗从而改善病情，不能一概而论是否为终身疾病，其中最常见的 Graves 病经过抗甲状腺药物治疗、手术或放射性碘治疗后均能得到有效地控制，达到持久性缓解或者临床治愈。

什么是新生儿甲亢？

新生儿甲亢有两种类型：第一型较为常见，多见于母亲于妊娠时患 Graves 病，其体内有引起甲亢的抗体，在怀孕期间通过胎盘进入胎儿体内，使之发生甲亢，故出生时已有甲亢表现，生后 1~3 个月内随体内抗体水平的下降而缓解。第二型较少见，为促甲状腺激素受体（TSHR）突变所致。突变后的 TSH 受体激活

cAMP 系统的作用持续存在，造成持续性甲状腺功能亢进和弥漫性甲状腺肿大。

多数第一型患儿在出生后数日或延迟数月后，亦可在出生后立即出现甲亢症状。临床表现为多动，易兴奋、多汗、呕吐、腹泻和发热等。哺乳量增加而体重不增加，可出现呼吸功能衰竭，心动过速，心律不齐，易发生心力衰竭。第二型甲亢的发病年龄较小，有时出生后即发病，其特点是：①常有阳性家族史，为常染色体显性遗传，但母亲在妊娠时未必一定有 Graves 病；②男女比例约为 1:2，明显高于成人 Graves 病；③缺乏眼征；④缺乏甲状腺免疫学异常的证据（血中无抗甲状腺抗体，甲状腺组织中无淋巴细胞浸润）；⑤大部分病例在开始为甲状腺肿，逐渐出现甲亢的其他表现；⑥甲亢的特点类似于自主性高功能性甲状腺腺瘤（遗传性毒性甲状腺增生症），甲亢不能自行缓解，患者常有颅骨缝早期融合，前囟突出及智力障碍等后遗症。

什么是异源性甲亢?

在妇产科疾病例如子宫或绒毛膜上皮癌、葡萄胎等垂体以外的肿瘤组织，分泌一种作用类似 TSH 的物质引起的甲亢，非常少见；由卵巢甲状腺肿引起的卵巢畸胎瘤含有甲状腺组织，可引起甲亢，甚少见；由产后甲状腺炎引起的甲亢等。其中异源性 TSH 综合征以男性患者较多见，发病年龄多在 50 岁以上，原发肿瘤多为滋养层（如睾丸畸胎瘤、葡萄胎、绒膜癌等）；也可见于非滋养层来源的肿瘤（如胃癌、肠癌、胰腺癌、乳腺癌、泌尿生殖道癌、前列腺癌、间皮瘤或间皮癌、支气管类癌和支气管肺癌等）；偶见于卵巢畸胎瘤（皮样囊肿）。临床上，遇到年龄超过 50 岁的男性患者，以乏力、无力型甲亢为主要表现，无明显高代谢综合征，不伴甲状腺肿大、突眼及眼征，应警惕是否为肿瘤所致异源性 TSH 综合征。

什么是亚急性甲状腺炎?

亚急性甲状腺炎又叫肉芽肿性甲状腺炎、巨细胞性甲状腺炎、亚急性疼痛性甲状腺炎、De Quervain 甲状腺炎等。本病呈自限性,是最常见的甲状腺疼痛疾病。多由病毒引起,以短暂疼痛的破坏性甲状腺组织损伤伴全身炎症反应为特征。本病的原因不明。一般认为本病起因为病毒感染,多数患者于上呼吸道感染后发病。发病时,患者血清某些病毒抗体滴度升高,包括柯萨奇病毒、腺病毒、流感病毒、腮腺炎病毒等。多见于中年女性,发病有季节性(如夏季是其发病的高峰),常在病毒感染后 1~3 周发病,起病时患者常有上呼吸道感染的前驱症状,如肌肉疼痛、疲劳、咽痛等,体温不同程度升高。甲状腺区特征性疼痛,逐渐或突然发生,程度不等,在吞咽、转颈时可加重。甲状腺弥漫性轻、中度肿大,常不对称,多数伴结节,质地较硬,触痛明显。典型者整个病期可分为 3 个阶段:①甲状腺毒症阶段:50%~75% 的患者在发病初期出现体重减轻、怕热、心动过速等,历时约 3~8 周;②甲减阶段:约 25% 患者在甲状腺功能未恢复前进入甲减阶段,出现水肿、怕冷、便秘等症状;③恢复期:多数患者短时间内(数周至数月)恢复正常功能。由于本病为自限性疾病,故治疗上以对症治疗为主。

什么是淡漠型甲亢?

有些甲亢患者,临床表现上与典型甲亢患者的精神兴奋症状不同,相反感觉衰弱、乏力、倦怠,表现为精神淡漠、萎靡不振,临床称谓"淡漠型甲亢"。本病的特点为:①多见于老年患者，起病隐匿，症状不典型,；②临床表现不典型，常以某一系统的表现为突出（尤其是心血管和胃肠道症状），但心动过速较少见。主要表现为神志淡漠、乏力、嗜睡、反应迟钝、消瘦明显；有时仅有厌食、腹泻等消化道症状；由于年迈伴有其他心脏病，不少患者合并心绞痛，有的甚至发生心肌梗死。心律失常和心力衰竭的发生率可达50%以上。老年甲亢患者食欲减退较多，约占半数以上，且多腹泻，致消瘦更为突出，呈恶液质，常误诊为癌症；③眼病和高代谢症群表现较少，甲状腺常不肿大，但甲状腺结节的发生率较高（尤其是女性患者）；④血清总四碘甲状腺原氨酸（TT_4）测定可在正常范围内，但^{131}I摄取率增高，不能被T_3抑制。测定血清游离三碘甲状腺原氨酸（FT_3）、血清游离四碘甲状腺原氨酸（FT_4）常增高，TSH下降或测不出；⑤全身症状较重，消瘦，衰竭，抑郁淡漠，有时神志模糊，甚至昏迷，易被漏诊、误诊。

什么是胫前黏液水肿?

胫前黏液水肿属于自身免疫病，约5%的Graves病患者伴发本症，白色人种中多见。多发生在胫骨前下1/3部位，也见于足背、踝关节、肩部、手背或手术瘢痕处，偶见于面部，皮损大多为对称性。早期皮肤增厚、变粗，有广泛大小不等的棕红色或红褐色、暗紫色突起不平的斑块或结节，边界清楚，直径5～30mm不等，连片时更大，皮损周围的表皮稍发亮，薄而紧张，病变表面及周围可有毳毛增生、变粗、毛囊角化，可伴感觉过敏或减退，或伴痒感；后期皮肤粗厚，如橘皮或树皮样，皮损融合，有深沟，覆以灰色或黑色疣状物，下肢粗大似象皮腿。胫前黏液性水肿的原因也和免疫功能障碍有关。主要是发病机制为黏多糖及黏蛋白浸润，胶原增多，组织纤维损害。部分患者在甲亢控制后此病自然缓解，但部分患者只能好转。局部无特殊有效的治疗。

什么是甲亢性肌病?

　　甲亢肌病主要表现为肌肉无力，是甲亢全身症状的表现之一，可以出现在甲亢全身症状出现之前、当中或之后，也可以有甲亢症状而无肌病症状，或无甲亢症状而单独出现甲亢肌病。

　　甲亢肌病包括以下几种类型：①急性甲亢性肌病；②慢性甲亢性肌病；③甲亢性周期性麻痹；④甲亢性重症肌无力；⑤浸润性突眼伴眼肌麻痹。

病因篇

什么人易患甲亢？

甲亢好发于女性。男女患病率比为1∶4～6。特别是20～40岁的青年、中年（青春期和更年前期）。甲亢的发生与性腺功能变化有关，都是雌雄激素紊乱所致。雌激素相对增多时，甲状腺激素的生理作用就降低；降低的甲状腺激素对脑垂体前叶促甲状腺激素的负反馈抑制作用减弱，脑垂体前叶释放的促甲状腺激素分泌就会增多，从而刺激甲状腺产生代偿性增生。所以各种原因导致脑垂体－甲状腺轴长期过度反应，或者通过其他途径使甲状腺代偿性增生肥大者，均会分泌更多的甲状腺激素，有可能导致甲亢的发生。

为什么女性更易患甲亢？

甲亢发病率呈快速上升趋势，且女性患病率比男性高出4～7倍，特别是青春发育期、妊娠期和更年期。甲亢为何"钟情"女性呢？目前医学还无法完全解释，但是一般认为这与女性的生理结构、内分泌的活跃程度及稳定性不够有关系。雌激素有抑制甲状腺激素的生理作用。当雌激素相对增多时，甲状腺激素的生理作用降低，脑垂体前叶促甲状腺激素（TSH）分泌则增多，兴奋甲状腺就产生甲状腺代偿性增生，分泌更多的甲状腺激素，有可能导致甲亢的发生。其次，甲亢的发生是在遗传基础上，因感染、精神创伤等应激因素而诱发。长期的精神创伤、强烈的精神刺激，如悲哀、惊恐、紧张、忧虑等心理因素常常可促发甲亢。不少甲亢患者在就诊时，常常叙述是生气之后或一段时间工作紧张后得了病。而且不同年龄与不同性别对情绪的影响不同，发病率也有差异。现代女性敏感易激，情绪稳定性较差，同时因工作和家庭的双重压力，精神长期紧张，生活作息不规律。所以，由于女性生理结构的特殊性，及家庭社会环境的不可预知性均对女性的心理及生理造成实质的损害，身心因素相互作用，最终可能导致甲亢等一系列疾病的发生。

甲亢的发生与哪些因素有关？

甲亢的内在病因主要包括免疫失常、内分泌紊乱和神经精神因素，其中以自身免疫因素最为重要。环境因素主要包括各种诱发甲亢发病的因素，例如创伤、精神刺激、感染等。虽然不少甲亢的诱发主要与自身免疫、遗传基因等内在因素有关，但是否发病却和环境因素有密切关系。由此可见，部分甲亢患者的发病有可能在避免诱发因素的条件下得到预防。①精神刺激：如精神紧张、忧虑等。②感染：如感冒、扁桃体炎、肺炎等。③外伤：如车祸、创伤等。④过度疲劳：如过度劳累等。⑤怀孕：怀孕早期可能诱发或加重甲亢。⑥碘摄入过多：如大量吃海带等海产品。⑦某些药物：如抗心律失常药胺碘酮等。

为什么精神因素可使甲亢加重？

精神刺激诱发甲亢是通过中枢神经系统作用于免疫系统而形成的，心理紧张可导致人体免疫系统的功能改变。当人体受到精神创伤后，中枢神经系统去甲肾上腺素水平降低，反馈性使下丘脑产生的促肾上腺皮质激素释放因子分泌增多，其作用于脑垂体，使脑垂体前叶产生的促肾上腺激素分泌增多，它又作用于肾上腺，使皮质类固醇分泌增多，大量的皮质类固醇能影响机体的免疫系统，使其免疫能力下降，从而使 B 淋巴细胞产生甲状腺刺激性免疫球蛋白增多，发生自身免疫性反应，临床上使甲亢发生或者加重。

精神创伤、盛怒等剧烈情绪波动均可导致 Ts 细胞群的失代偿，也可促进细胞毒性的产生，导致或加重免疫功能的损伤，从而诱发甲亢。

甲亢与碘的摄入有关吗？

碘是生物体内必需的微量元素之一，大量存在于海带、紫菜等海产品中。而甲状腺是人体内唯一能浓聚和利用碘的内分泌腺体，碘是合成甲状腺激素的必需原料。碘缺乏或碘过多与甲状腺疾病的关系均十分密切，可以认为每种甲状腺疾病均与碘有着直接或间接的联系。长期碘摄入过多可引起碘甲亢，诱发 Graves 病、其他类型的甲亢（如高功能性甲状腺结节、多发性毒性甲状腺肿）。而对于已患有甲亢的患者，还可能使甲状腺组织硬化，造成病情迁延不愈，影响抗甲状腺药物治疗，碘过量使抗甲状腺药物治疗甲亢时间延长、治愈率下降。研究表明过量补碘后用抗甲状腺药物治疗甲亢的治愈率下降到 20% ~ 35%。因此，甲亢患者应避免吃海带、紫菜、海鱼等含碘食物；而且含碘的中药如海藻、昆布等均要禁止食用；患者用盐应食用无碘盐，如为加碘盐应将加碘盐经高温炒一段时间让碘挥发后食用。

甲亢有哪几种类型？

甲状腺功能亢进症（简称甲亢）系由多种病因导致甲状腺功能增高，甲状腺激素（TH）分泌过多所致的临床综合征，为常见的内分泌疾病。甲亢的病因较多，根据不同的病因，可分为以下6类：①甲状腺性甲亢，又可分为弥漫性毒性甲状腺肿（Graves病）、多结节性甲状腺肿伴甲亢、自主性高功能甲状腺腺瘤、滤泡性甲状腺癌、遗传性甲亢、新生儿甲亢、碘甲亢；②垂体性甲亢，可分为垂体瘤（TSH瘤）致甲亢和非垂体瘤致甲亢（垂体型TH抵抗症）；③肿瘤原性甲亢，包括绒毛膜上皮癌相关甲亢、葡萄胎相关甲亢、肺癌、消化系（胃、结肠、胰）癌等相关性甲亢；④卵巢甲状腺肿伴甲亢；⑤甲状腺炎性甲亢，又分为亚急性甲状腺炎、桥本甲状腺炎、放射性甲状腺炎；⑥药源性甲亢，其中以 Graves 病最为常见，占所有甲亢的85%左右。

甲状腺自身抗体有哪些？

甲状腺自身抗体是指：由于机体免疫系统异常，视甲状腺为异己部位，产生多种针对甲状腺组织的抗体，因功能不同分为破坏性抗体和刺激性抗体。包括甲状腺微粒体抗体（TMAb）、甲状腺球蛋白抗体（TgAb）、促甲状腺激素受体抗体（TRAb）和甲状腺激素抗体（TAb）。其中甲状腺微粒体抗体中有一种抗体叫甲状腺过氧化物酶抗体（TPOAb），其作用相当重要，是针对甲状腺的主要的破坏性抗体，在自身免疫性甲状腺疾病中，TPOAb 水平异常升高，是一类特异性指标。

什么是促甲状腺激素受体抗体？

促甲状腺激素受体抗体（TRAb）是一种甲状腺的自身抗体，

主要包括 3 种成分：①甲状腺刺激性抗体（TSAb），促进甲状腺激素的合成与释放；②甲状腺生长激素免疫球蛋白（TGI），促进甲状腺生长；③甲状腺功能抑制抗体（TFIAb），阻断抑制甲状腺功能。TRAb 主要是在毒性弥漫性甲状腺肿自身免疫过程中产生的。测定 TRAb 有利于对弥漫性毒性甲状腺肿（Graves 病）发病机制的研究。据国内外学者的研究结果表明，大约 80%～100% 的毒性弥漫性甲状腺肿患者血清中可以测到这种抗体，而在其他类型的甲亢患者这种抗体则很少被测到。因此测定 TRAb 对鉴别甲亢的类型具有很高的价值，但须注意的是，少数毒性弥漫性甲状腺肿患者血清中也测不到 TRAb，原因可能有二，其一，是由于 TRAb 测定方法还不够灵敏，很低量的 TRAb 不能测到；其二，推测 TRAb 外可能存在其他因素参与毒性弥漫性甲状腺肿的发病。

能诱发 Graves 病免疫反应的因素有哪些？

Graves 病是一种自身免疫性疾病，其发生和发展是大量遗传和非遗传因素共同作用的结果，自身免疫性甲状腺疾病，例如弥漫性甲状腺肿伴甲亢就是由于免疫监视发生障碍，将甲状腺视为异己部分，B 淋巴细胞产生多种针对甲状腺组织的抗体，这类抗体称为甲状腺自身抗体。甲状腺自身抗体包括破坏性抗体和刺激性抗体。弥漫性甲状腺肿伴甲亢主要有刺激性抗体，如长效甲状腺刺激素（LATS）、促甲状腺激素受体抗体（TRAb）等。这类抗体主要作用是刺激甲状腺合成甲状腺激素，并使甲状腺细胞增生肥大，因而出现甲状腺激素过多的临床甲亢症状及甲状腺肿大。可能激发甲亢的免疫反应有以下几种情况。

（1）遗传因素：GD 具有明显的家族聚集性，其中同卵双生者发病率高达 20%～40%。

（2）环境因素：为外源性主要诱发因素，包括①病毒或细菌感染；②碘摄入过多，如胺碘酮等药物；③精神因素，各种应激情绪；④不良习惯，如吸烟、饮酒，烟草中的硫氰酸盐和高氯酸盐能协同影响碘摄取和甲状腺素的产生，甚至使 Graves 眼病发生率增加。

（3）免疫因素：①妊娠，尤其是在分娩以后；②经锂盐抗抑制治疗后；③IFN – a 抗丙肝治疗后等。

甲状腺相关性眼病的病因是什么？

甲状腺相关性眼病（TAO），是一种多基因遗传的与环境和自身免疫有关的多因素疾病，是甲状腺疾病最常见的甲状腺外表现，与 Graves 病存在密切的关系。其发病机制可能是由于眼外肌膜与甲状腺存在 TSH、TRAb 等交叉抗原表达，导致眶内活性 T 淋巴细胞浸润。这些 T 淋巴细胞释放各种细胞因子，刺激成纤维细胞分泌氨基葡聚糖（GAG），大量亲水性 GAG 堆积，同时大量产生的淋巴细胞，使眼眶压升高、眶周组织水肿，产生突眼、眼外肌活动障碍等一系列症状。且已证实，TAO 患者突眼随甲亢血象（TSH、TRAb）水平升高而严重，但 TAO 患者少有因甲亢得到控制而突眼缓解的病例，提示甲状腺功能改变是导致 TAO 的主要但不可逆因素。

Graves 病会遗传吗？

Graves 病（GD）以高代谢综合征、甲状腺肿大、突眼等为主要临床症状，其发病机制尚未完全阐明，一般认为主要是在遗传缺陷的基础上由于各种应激因素如感染、精神刺激等作用下产生的，即 GD 的发生是遗传缺陷和内外环境因素共同作用的结果。临床上常见一个家族中可以有多个 Graves 病的患者。其引起的甲亢在同卵双胞胎间的发生率是明显增多的（为20%～40%，而非同卵双胞胎间仅为2%）。有人曾经报道一个家庭三代16人中13人患甲亢。还有人报道，某家族中的三姐妹，均在30～40岁发病。所以，Graves病是可能会遗传的。

什么是桥本甲亢？

自身免疫性甲状腺疾病（AITD）是一组最常见的甲状腺疾病，主要包括Graves病（GD）和桥本甲状腺炎（HT），临床上两者混合型即桥本甲亢，病理上同时有HT及GD二种组织学改变。临床可见到典型甲亢表现和实验室检查结果；其原因可能与自身免疫性甲状腺炎使甲状腺破坏，甲状腺激素的释放增多有关，也可因存在甲状腺刺激抗体（TSAb），刺激尚未受到自身免疫炎症破坏的腺体组织，使甲状腺激素增加。但由于甲状腺不断被破坏，或由于TSH阻断性抗体的影响，最终转归为甲状腺功能减退。桥本甲亢早期常需抗甲状腺药物的治疗，但手术及同位素治疗不宜，因容易发生永久性甲减。

甲状腺炎可以合并甲亢吗？

甲状腺炎有几种类型，其中亚急性甲状腺炎和慢性淋巴细胞性甲状腺炎均可以伴有甲亢。大约60%的亚急性甲状腺炎，在疾病的早期可以出现甲亢表现。但这种甲亢只存在较短时间，是由于患病后，甲状腺的结构发生破坏，使甲状腺激素短期内大量释放到血液中而发病。等到甲状腺激素逐渐被代谢、排泄，血中甲状腺激素水平降到正常，甲亢表现自然好转。通常甲亢症状明显，可选用盐酸普萘洛尔（心得安）等药物来对抗甲状腺激素的作用，达到缓解甲亢症状的目的。

慢性淋巴细胞性甲状腺炎（亦称"桥本病"、"桥本甲状腺炎"）的早期，约有25%患者可有甲亢的表现，这种甲亢常称为"桥本甲亢"。这种甲亢表现轻重不一，持续时间也长短不一。对于病情较重的患者，应当进行特殊治疗，除了选用盐酸普萘洛尔（心得安）外，还可选用抗甲状腺的药物治疗。但所用的抗甲状腺药物的剂量相对较少，总用药持续的时间较一般甲亢患者短。还要注意密切观察血液中甲状腺激素水平变化，及时减量或加用甲状腺激素，以防出现药物引起的甲状腺功能减退。

什么是垂体性甲亢？

简单地说促甲状腺激素分泌过多引起的甲亢，称垂体性甲亢。临床较少见，多数为垂体瘤所引起，少数由下丘脑－垂体功能紊乱所致（即垂体性甲状腺素抵抗症）。患者具有典型的甲亢症状，甲状腺肿大，很少有突眼，可伴胫前局限性黏液性水肿或肢端肥大或泌乳闭经综合征，甲亢经多种方法治疗均不能治愈。

什么是异位甲状腺？

异位甲状腺为一种少见的先天性疾病，正常甲状腺胚胎发育第4周，原始甲状腺胚基自舌根部下降，第7周时到达正常位置形成甲状腺峡部及侧叶，但若甲状腺下降过程异常，停留或迷走到其他位置，则为异位甲状腺。好发部位以舌根部最多见，其次见于舌内、舌下、舌骨下、气管、食管、纵隔，偶见于软腭、鼻窦、鼻腔、头部、卵巢等处。多见于女性，男女比例约为1:3~8。

异位甲状腺可无临床症状，也可出现吞咽、呼吸和发音困难及刺激性干咳等一系列压迫症状，并可伴有甲亢症状。

按正常解剖部位是否有甲状腺组织来分，异位甲状腺可分为两种类型，①完全异位的甲状腺，即正常部位无甲状腺，异位的甲状腺是惟一有功能的组织，称为迷走甲状腺，约占75%，可伴有先天性甲状腺功能减退，一旦被误切将影响身体及智力发育，对儿童及青少年的影响尤其严重，且需终生服用甲状腺素片；②正常部位仍存有甲状腺者，该异位的甲状腺称为副甲状腺，出现临床症状或良恶性病变时可完全切除，一般不影响甲状腺的功能。

什么是甲亢危象?

甲亢危象是甲状腺功能亢进的严重表现，少见但可危及生命，通常见于严重的、病程长且近期有明显恶化者，多发生于老年患者并常由并存的其他疾病诱发，死亡率高达20%以上。主要诱因为精神刺激、感染、手术前准备不充分等。早期时患者原有的症状加剧、伴中等发热、体重锐减、恶心、呕吐，以后发热可达40℃或更高，心动过速常在160次/分以上，大汗、腹痛、腹泻，甚而谵妄、昏迷。死亡原因多为高热虚脱、心力衰竭、肺水肿、水电解质代谢紊乱。实验室检查发现和一般甲亢相仿，T_3增高较明显，此外，白细胞增高，肝肾功能可不正常。

甲亢危象时的甲状腺激素水平大多较无并发症的甲亢为高，但甲状腺激素也可无明显改变，因此不能据以区别甲亢危象与无危象的甲亢。

甲亢危象的发生机制目前不完全清楚，它往往是在甲亢未得到治疗或经治疗尚未控制的情况下，遇某些应激因素而导致甲亢危象的发生。可能与以下因素相关：①大量甲状腺激素骤然增加，释放入血；②血中游离甲状腺激素增加；③机体对甲状腺激素耐受性降低；④肾上腺素能活动增加；⑤甲状腺激素的肝脏清除率降低；⑥交感神经兴奋或反应性增高，进一步加重病情。

甲亢危象的诱发因素有哪些?

甲亢危象是甲状腺功能亢进急性加重的一个综合征，发生原因可能和血液中甲状腺激素水平增高有关。多数发生在病情较重的甲亢患者，没有治疗或治疗不充分。常见的诱因有①基础状况：女性、营养不良、老年。②感染：多数甲亢危象是由感染引起，主要是上呼吸道感染、咽炎、支气管肺炎，其次是胃肠和泌尿道感染，脓毒血症，其他如皮肤感染等，均少见。③应激：精神极度紧张、过度劳累、高温、饥饿、药物反应（如过敏、洋地黄中毒等）、心绞痛、心力衰竭、糖尿病酸中毒、低血糖、高钙血症、肺栓塞、脑血管意外，分娩及妊娠毒血症等，均可引起甲亢危象。④手术：甲亢患者在手术后4~16小时内发生危象的，多数和手术有关。而危象在16小时以后出现的，还需要寻找感染病灶或其他原因，甲状腺本身的外伤、手术或身体其他部位的急症手术均能诱发危象。在甲亢患者术前准备不充分，甲状腺功能仍处于亢进状态，可能引起甲亢危象。另外，手术本身的应激、手术时挤压甲状腺，使大量甲状腺激素释入血中，也可造成甲亢危象。⑤药物不良应用史：突然停用碘剂，对甲状腺的抑制作用消失，甲状腺激素释放入血增多，可使原有的甲亢表现迅速加重，引起甲亢危象。而不规则应用或停用硫脲类抗甲状腺药也会引起甲亢危象。此外，采用β受体阻滞剂可使心率增快，加速外周 T_4 向活性更强的 T_3 转换，增加房颤发生率，为甲亢危象的危险因素。⑥其他少见原因：放射性碘治疗甲亢引起的放射性甲状腺炎、甲状腺活体组织检查，以及过重或反复触摸甲状腺，可使甲状腺损伤，大量甲状腺激素在短时间内释放入血，引起病情加重。有时给予碘剂（如碘造影剂，口服碘）也可引起甲亢危象。

为什么老年人患甲亢后容易出现危象?

一般甲亢患者常有低热、心慌、乏力、多食易饥、烦躁易怒、消瘦、容易出汗、眼球突出、大便次数增多等症状。由于老年人的甲状腺随年龄的增长而逐渐萎缩，其功能也有所降低。患甲亢后，虽然甲状腺激素的分泌增加，但血液对甲状腺激素的结合力下降，机体组织对甲状腺激素的反应能力减弱。因此，老年人甲亢患者与青年患者在临床表现上有所区别。通常，上述多食善饥、神经紧张兴奋及甲状腺明显肿大等特征性的症状多不明显，往往被忽视，由于机体长期处于甲亢状态，得不到及时的治疗，容易发生甲亢危象。

症状篇

- ◆ 甲亢会引起机体哪些系统的改变？
- ◆ 甲亢有哪些主要临床表现？
- ◆ Graves病可有哪些眼部症状？
- ◆ 碘甲亢的主要临床表现有哪些？
- ◆ 甲状腺肿大一定是甲亢吗？
- ◆ 哪些生理情况可以发生甲状腺肿大？

甲亢会引起机体哪些系统的改变？

甲状腺功能亢进（简称甲亢），是指甲状腺功能增强，分泌激素增多所致的一组常见的内分泌疾病。由于甲状腺激素过多，作用于全身各个脏器，因而出现的症状多种多样，可见精神、神经、心血管、肌肉、骨骼、生殖、造血等系统症状。

（1）精神、神经系统　神经过敏、多言多动、紧张多虑、焦躁易怒、不安失眠、思想不集中、记忆力减退。有时有幻觉，甚至表现为亚躁狂症或精神分裂症。偶表现为寡言抑郁、神情淡漠。也可有伸手、眼睑、伸舌细微震颤等。

（2）心血管系统　由于代谢亢进，使心率增速，心血搏出量增多，血循环加快，脉压差加大，多数患者述说心悸、胸闷、气促，活动后加重，可出现各种早搏及房颤等。

（3）消化系统　食欲亢进，伴轻度腹泻，通常不伴有痉挛性腹痛，食物消化也无明显障碍，但体重明显减轻为本病特征。一般大便呈糊状，含较多不消化食物，有时伴有脂肪消化吸收不良呈脂肪痢。由于营养吸收障碍与激素的直接作用，肝脏可稍大，肝功能可不正常，少数可有黄疸及维生素 B 族缺乏的症状。

（4）肌肉骨骼系统　多数患者有肌无力及肌肉萎缩。慢性肌病主要是近端肌群无力和萎缩，男性患者可伴周期性麻痹。在骨骼系统的表现基本上是两个方面：一为骨质疏松，一为肢端病。甲亢时由于甲状腺激素直接作用于骨髓，使成骨细胞和破骨细胞活性增强，骨胶原组织破坏增多，骨钙的转换率增加，血钙过高，尿钙排泄量增高，久则出现骨质疏松症。早期患者症状不多，典型患者常见骨痛，肋骨、骨盆、脊椎骨较常受累，严重患者可发生病理性骨折。X线检查可见骨密度减低，甲亢治愈后多可恢复正常。

（5）生殖系统　女性常有月经减少或闭经，男性有勃起功能障碍，偶有男子乳房发育等。

（6）造血系统　患者可有轻度贫血，白细胞减少以及血小板减少。老人和小儿表现常不典型。

甲亢有哪些主要临床表现?

甲亢是内分泌系统疾病中最常见的疾病，可由多种原因致病，其中弥漫性甲状腺肿伴甲亢最多见，约占全部甲亢患者的88%～90%，故通常所说的甲亢多指此而言。本病临床表现复杂多样，多数起病缓慢，少数患者在精神创伤或感染后应激急性起病。临床表现不一，轻重差别甚大。本病典型的表现为甲状腺激素（TH）分泌过多所致的高代谢综合征、甲状腺肿和眼征。高代谢综合征可表现为怕热多汗，皮肤、手掌、面、颈、腋下皮肤红润多汗。常有低热，严重时可出现高热。患者常有心动过速、心悸、胃纳明显亢进，但体重下降，疲乏无力。甲状腺肿大多呈弥漫性、对称性肿大，肿大程度与甲亢轻重无明显关系，可随着吞咽动作上下移动。触诊有震颤，听诊有血管杂音。

通俗地可以将甲亢临床表现概括成：突眼、颈粗、兴奋貌；怕热、多汗、手震颤；腹泻、易饿、肌无力；心悸、消瘦、月经乱；良性突眼无感觉，恶性突眼症状多。

Graves 病可有哪些眼部症状?

眼部表现上视不皱额，下视睑迟落；突眼、少瞬目，裂宽内聚难。良性突眼无感觉，恶性突眼症状多。恶性突眼又称浸润性突眼，内分泌突眼等，突眼度在 18mm 以上，可有眼外肌麻痹，眶周水肿等，患者常诉畏光、流泪、眼痛刺痛。

碘甲亢的主要临床表现有哪些?

一般甲亢发生于应用碘剂后 1~40 个月，高峰常在应用碘 1~3 年时。临床表现与 Graves 病相似，但病情多为轻症，重症少见。症状以心血管系统症状和神经系统症状出现较早，且较明显。患者年龄常较大。一般无突眼及胫骨前黏液性水肿。甲状腺可大可小，多呈结节性，质地较硬，无血管杂音和震颤。TT_3、TT_4、YT_3、FT_3、FT_4 均升高，TRAb 阴性，血中自身抗体的检出率也明显较低。特征性的表现为甲状腺摄碘率不是增多，而是减少，24 小时摄碘率小于 3%。由于尿碘排出量正常值范围较大，所以有些人认为，尿碘测定对本症的诊断帮助不大，但也有不同的看法。^{131}碘（^{131}I）或^{99m}锝（^{99m}Tc）甲状腺显像常不显影或很浅，TRH 兴奋试验无反应或反应低。

甲状腺肿大一定是甲亢吗?

甲状腺肿大是绝大多数甲状腺疾病的共同体征，但甲状腺肿大并非都是甲亢。因为有大约 10% 的甲亢患者甲状腺并不肿大，故而不能以甲状腺是否肿大作为判断甲亢的必备指标。临床上常见引起甲状腺肿大的疾病除甲亢外，尚有地方性甲状腺肿大、青春期甲状腺肿大、妊娠期甲状腺肿大、甲状腺腺瘤、癌性甲状腺肿大、急慢性甲状腺炎等多种甲状腺疾患均可以引起甲状腺肿大，所以发现甲状腺肿大，要到医院请专科医生诊察，并做包括实验检查在内的相关检查，以明确诊断，进而确定治疗方案，争取早日康复。

哪些生理情况可以发生甲状腺肿大?

在青春期或青春期后期（包括妊娠期和哺乳期）发生的生理性代偿性甲状腺肿，称为生理性代偿性甲状腺肿。这是由于机体内甲状腺激素的合成不能满足不断增加的生理需要，因之甲状腺呈代偿性肿大，一般不伴功能改变。此种类型甲状腺多为轻度或中度肿大，质地较软，或中等硬度，多无局部压迫表现，甲状腺功能检测是正常的，属于代偿性甲状腺肿，不是甲亢。因此在上述生理情况下可适当增加含碘食物的摄入，可以有效避免生理性甲状腺肿大的发生。

眼球突出就一定与甲亢相关吗?

突眼有内分泌性突眼和非内分泌性突眼之分。因此有突眼并不一定都是甲亢，因为有许多原因也会导致突眼，称为非内分泌性突眼，需要与内分泌性突眼加以鉴别。眼睛的某些局部病变可以引起突眼，如眼眶内长肿瘤（单侧突眼）、眼球后出血（单侧突眼）、海绵窦或眼静脉血栓形成（单侧突眼）、颈动脉海绵窦（单侧突眼）、某些垂体瘤（双侧或单侧突眼）。另一种原因是全身性疾病造成的突眼，多为双侧突眼，如肝硬化（双侧突眼）、慢性肺部疾病（双侧突眼）、尿毒症（双侧突眼）、库欣病（双侧突眼）、假性脑瘤（双侧突眼）、白血病眼眶内浸润（单侧或双侧突眼）、近视眼（双侧或单侧突眼），双侧轻度突眼还可发生于家族性突眼倾向的人。以上各种非内分泌性突眼进行甲状腺功能检查一般都是正常的，甲状腺自身抗体阴性，甲状腺素片抑制试验正常。通过病史、体格检查和有关的特殊检查，如眼底检查、X线拍片、超声波、CT、核磁共振等检查，可以和内分泌性突眼相鉴别。

甲亢突眼会遗传吗？

甲亢突眼是弥漫性甲状腺肿伴甲状腺功能亢进症中的一种特殊表现，是一种器官特异性自身免疫性疾病。其发病机制尚未完全清楚，尽管众多医学工作者对突眼进行病因探索，但仍没有定论。目前普遍认为与遗传、自身免疫以及环境有关。在遗传因素方面：本病有家族簇集现象，且女性多发。人类细胞相容性抗原（HLA）与突眼有密切的关系，伴有突眼的甲亢患者中 HLABg-DR3 位点阳性则明显多于无突眼的甲亢患者。由此看来，遗传因素在甲亢突眼的发生中也不可小觑。

甲状腺相关性眼病有哪些类型？

甲亢的眼部表现分为两类：一类为单纯性突眼，也称非浸润性突眼，以轻度突眼，瞬目减少、上睑挛缩，睑裂增宽为表现，病因与甲状腺激素增多所致的交感神经兴奋性增高、眼肌紧张性增高有关。另一类为浸润性突眼，也称为 Graves 眼病（GD）、甲状腺相关性眼病（TAO）或恶性突眼，是一种以眼睑水肿，眼球突出，眼睑挛缩，睑裂增大为主要临床表现的一种自身免疫性疾病，病因与眶后组织的自身免疫炎症反应有关。

甲状腺相关性眼病是如何分级的？

考虑到良性与恶性（非浸润性与浸润性）的动态变化和重

叠交叉特点，将甲状腺相关性眼病分为 0 ~ 6 级 7 个级别。见表 3 - 1。

表 3 - 1　甲状腺相关性眼病的分级

级别	眼部表现
0	无症状或体征
1	仅有体征，无症状。体征仅有上睑挛缩、凝视，突眼度在 18mm 以内
2	软组织受累，有症状和体征
3	突眼度大于 18mm
4	眼外肌受累
5	角膜受累
6	视力下降，视神经受累

在这一分级系统中，第 0 ~ 1 级代表无眼病或眼病轻微；2 ~ 4 级说明病变较重。此系统方便记忆，但对突眼无明确分级，对其他眼征亦无描述或分级。为了更准确地观察病情变化，还应精细测量睑裂宽度、眼球突出度、眼球活动度（眼外肌功能）、眼眶内压力、视野和视力等。

甲状腺相关性眼病有哪些病理学改变？

甲状腺相关性眼病仅有良性眼病时常无异常病理改变。在浸润性突眼患者中，球后组织中常有脂肪浸润，脂肪组织及纤维组织增多，黏多糖沉积与透明质酸增多，淋巴组织及浆细胞浸润；眼肌纤维增粗，纹理模糊，脂肪增多，肌纤维透明变性、断裂及破坏，肌细胞间的间质组织和脂肪结缔组织间有大量葡胺聚糖（GAGs）堆积，伴结膜周围淋巴细胞浸润和水肿。T 淋巴细胞仅在眼病的早期起主要作用，但 HLA - DR 抗原表达发生于瘤性变化的全过程中。因此，早期的病变可能以 T 淋巴细胞作用为主，后期则以成纤维细胞的作用为突出而导致纤维组织增生和纤维化。

甲亢患者易腹泻的原因是什么?

由于过量的甲状腺激素可加速人体的新陈代谢致患者出现进食多而易饥,加之甲状腺激素过多分泌兴奋胃肠平滑肌使蠕动增快,引起消化不良,大便频繁。一般大便呈糊状,含较多不消化食物,有时伴有脂肪消化吸收不良呈脂肪痢。甲亢引起的轻度腹泻比较常见,但通常不伴有痉挛性腹痛,食物消化也无明显障碍,仅个别病例有较严重的腹泻症状。此外有研究表明甲亢患者体表胃肠电活动有异常,可解释甲亢患者有关胃肠道症状的某些发生机制。甲亢患者其各段结肠低、高频段的肠电活动量均较健康人明显降低,提示结肠平滑肌张力减低,腔内压减低,可致内容物肛向移动阻力减小,起挤压搅拌作用的局限性运动减弱,与大便不成形、腹泻关系密切。

甲亢患者出现出血点是怎么回事?

具体原因可能有以下两点:

(1) 血小板生成减少 可因甲亢患者代谢旺盛,能量消耗过多,导致铁、维生素、叶酸等营养物不足,进而影响巨核细胞生成障碍而致血小板减少;亦可因过多的甲状腺素损伤干细胞,影响巨核细胞或血小板的生成而使血小板减少,亦可能是促血小板生成因子调节障碍所致。

(2) 血小板破坏过多 ①甲状腺激素能增强网状内皮系统的吞噬功能,使血小板的半衰期缩短;②免疫因素:甲亢为自身免疫性疾病,血清中可检出免疫球蛋白(IgG);③少数甲亢患者可出现脾肿大，脾脏是破坏血小板的主要场所，脾功能亢进时血小板破坏过多可致血小板减少症的发生。临床上血小板减少性紫癜可单独发病，亦可与甲亢同时发生在同一患者身上，当血小板减少性紫癜患者患甲亢后血小板减少会进一步加重，且对皮质激素治疗反应差，所以当给血小板减少症患者行皮质激素治疗无反应时，应做甲状腺功能检测，以免延误诊断与治疗。若因治疗甲亢造成的药物性血小板减少，则应调整药物，以免加重病情，造成不应有的后果。

甲亢能引起脱发吗？

甲亢患者的脱发是内分泌紊乱所致，发生脱发的病变过程也和甲状腺相关抗体有关，但其具体机制目前还不清楚。关键在于要抓紧治疗甲亢本身。如果甲亢得到了控制，头发就会重新长出来。口服胱氨酸、维生素 E 以及中药六味地黄丸等有利于头发的复生。而治疗甲亢的药物一般并不会引起头发脱落。

什么是妊娠—过性甲状腺毒血症？

妊娠—过性甲状腺毒血症又称 HCG 相关性甲亢，HCG 与 TSH 的 α-亚基相同，两者的受体分子结构类似，故 HCG 和 TSH 与 TSH 受体结合存在交叉反应。当妊娠（此外还包括如绒毛膜癌、葡萄胎、侵蚀性葡萄胎及妊娠剧吐等）时 HCG 分泌显著增多，进而大量 HCG 刺激 TSH 受体而出现甲亢。患者的甲亢症状多较轻，血 FT_3、FT_4 升高，TSH 降低，TSAb 和其他甲状腺自身抗体阴性。HCG 相关性甲亢往往随血 HCG 浓度的变化而消长，属一过性，终止妊娠或分娩后消失。

甲亢会引起不孕吗?

甲状腺功能亢进（甲亢）患者往往也容易患不孕症。女性严重患者可有月经周期缩短或延长，月经量一般都减少，最终导致闭经，受孕机会减少，怀孕后亦容易造成流产。男性患者往往有生精功能障碍。对男女的性欲影响不定，有的可减退，有的可亢进。甲状腺功能亢进对生殖功能影响的机制还不清楚，究竟是甲状腺素直接作用于性腺、子宫，抑或是因垂体功能异常所致，至今尚未定论。已知本病患者精神常处于紧张状态，情绪波动较大，患者的肾上腺皮质常有增生现象，38%合并有糖尿病，全部患者均有不同程度的维生素 B、维生素 A 的缺乏。这些因素都可以导致生育能力的下降。但是当甲亢得到积极治疗和有效控制后是可以恢复其生殖功能，并孕育出健康宝宝的。

甲亢对妊娠有哪些影响?

在未治疗的甲亢合并妊娠的患者中，发生流产、畸胎或死胎的危险增多；在用抗甲状腺药物（ATD）治疗的过程中，如果用药不当，可以使胎儿发生甲状腺功能减退，发育不正常。从优生优育、甲亢患者的健康角度来讲，甲亢患者首先必须进行正规治疗，不宜过早怀孕。而治疗甲亢的硫脲类药物，包括硫氧嘧啶类的甲硫氧嘧啶和丙硫氧嘧啶等，可经过胎盘到达胎儿体内，剂量过大可致胎儿脑发育不良，并可造成胎儿甲状腺肿和甲状腺功能减退，巨大的甲状腺可造成胎儿娩出困难和窒息。且硫脲类药物可经乳汁排出，故哺乳期亦为禁忌。同时，甲亢孕妇用普萘洛尔也可能对胎儿和新生儿带来一些不利影响。此外甲亢患者怀孕可加重患者的病情，甚至引起更为严重的并发症。同时甲亢患者早产、流产和死胎的几率也较多。因此认为，患有甲亢的婚后妇女，应积极治疗甲亢，待甲亢治愈后再妊娠是比较合适的。无论是妊娠后患甲亢，还是甲亢患者妊娠，都必须治疗甲亢，在抗甲状腺药物（ATD）中，首选丙硫氧嘧啶，因为它通过胎盘的量比较少，对胎儿甲状腺产生不良影响的机会较少。但治疗剂量要合适，开始每天不超过 300mg，有效后逐步减至维持剂量，每天100mg 以下。没有丙硫氧嘧啶时，也可以用甲巯咪唑。用 ATD 时不要加用甲状腺素，也不用普萘洛尔（心得安），临产前尤其不要用普萘洛尔。如果用 ATD 不能控制甲亢，可在妊娠中期用手术方法治疗甲亢。甲亢患者需要哺乳时，可以继续用 ATD 治疗，但每天用丙硫氧嘧啶不超过 300mg，甲巯咪唑不超过 20mg，每次哺乳间隔 3～4 小时。患甲亢的育龄青年（包括男性和女性）如果不适合 ATD 和手术治疗，也可以先用 [131]I 治好甲亢，半年后再考虑妊娠。

国内外的经验都证明，甲亢患者只要经合理治疗，是可以继续妊娠并生下健康婴儿的。

甲亢引起的高血压有什么特点？

甲亢引起的高血压表现为收缩压增高，舒张压降低，脉压差增大。收缩压增高是由于心脏排血量增加所致，过量甲状腺素可直接增强心肌的收缩力，也可通过增加心肌对儿茶酚胺的敏感性而间接增强心肌收缩力。心肌收缩力增强使心排血量增加，导致心脏收缩期大动脉的压力即收缩压增加。舒张压降低是由于外周血管扩张，血管阻力下降所致。甲亢时代谢亢进，外周组织耗氧量增加致使血管扩张、阻力下降，导致心脏舒张期大动脉的压力下降。由于收缩压增加、舒张压下降，故脉压差增大。因此脉压差增大是甲亢性高血压的一个特点，而原发性高血压则一般无脉压差增大。如确诊为甲亢的患者发生明显的舒张压增高，则提示合并有原发性高血压或有其他继发性高血压。

育龄期女性甲亢患者月经有哪些变化?

育龄期女性甲亢患者中 50%～60% 可见月经量减少、月经周期紊乱、闭经和不排卵,尤其是中重度甲亢,因此甲亢患者较少合并妊娠,不仅受孕的机会减少,即使受孕也易致流产。上述症状大多数在甲亢控制后可以恢复正常。

甲亢时心悸跟甲亢心脏病是一回事吗?

甲亢时由于过多甲状腺激素对心脏的兴奋和刺激,使心肌耗氧量增加,心脏负担加重,可出现一系列心血管症状,如心悸、胸闷、气短,活动后明显加重等。体检可见心率增快,每分钟 100～120 次,睡眠和安静时仍快为其特征。因此心悸只是甲亢影响心血管系统的一个症状。由于心肌细胞中 T_3 受体数目明显多于其他组织,因此心脏对甲状腺激素比其他器官更敏感。甲状腺激素对心血管有以下几个方面的作用:①增加心肌的耗氧量;②增强儿茶酚胺对心肌的作用;③对全身代谢的兴奋作用,使组织需氧量增加。甲亢时大量甲状腺激素可以加重心脏的负担从而引起心脏病。

甲亢患者可伴有哪些皮肤改变?

甲亢患者皮肤往往光滑细腻,缺少皱纹,触之温暖湿润,颜面潮红,部分患者面部和颈部可呈红斑样改变,触之退色,尤以男性多见。部分患者色素减退,出现白癜风、毛发脱落或斑秃。约5%患者有典型的对称性皮肤损害,常与浸润性突眼同时或先后发生,有时亦可不伴甲亢症状。多见于小腿胫前下 1/3 处,称为胫前黏液性水肿，是本病的特异性表现之一。黏液性水肿性皮肤损害也可见于足背和膝部、面部、上肢，甚至头部。初起时呈暗紫红色皮损，皮肤粗厚，以后呈片状或结节状叠起，最后呈树皮状，可伴继发感染和色素沉着。少数尚可见到肢端软组织肿胀，呈杵状，掌指骨骨膜下新骨形成（肥皂泡样），以及指或趾甲的邻近游离缘和甲床分离，称为指端粗厚症，亦为 GD 的特征性表现之一。

亚临床甲亢有什么临床特点?

亚临床甲亢症状多不明显或非特异性，虽然没有典型甲亢临床表现，但可能有轻微的精神症状或情绪紊乱的甲亢趋势。无论何种亚临床甲亢对心血管系统及骨骼均有负面影响，易引起房颤、左心室肥大，影响心脏收缩和舒张功能，也可导致骨折。需要注意低碘饮食，注意观察病情变化，定期检查甲状腺功能。

亚临床甲亢的特点是 T_3、T_4 正常，TSH 降低，无甲亢的临床表现。本症可能是发生于 Graves 病（GD）早期、GD 经手术或放射碘治疗后、各种甲状腺炎恢复期的暂时性临床现象。但也可持续存在，并成为甲亢（包括 GD）的一种特殊临床类型，少数可进展为临床型甲亢。排除下丘脑－垂体性疾病、非甲状腺性躯体疾病等所致 TSH 降低后可诊断为本症。在各种甲状腺疾病的基础上发生的亚临床甲亢为内源性亚临床甲亢。常见于 GD 早期，GD 经治疗后恢复过程中的一个阶段或 Graves 眼病、自主性甲状腺功能腺瘤、多结性甲状腺肿。有的可持续比较长的一段时间，部分患者 TSH 恢复正常，每年约 5% 患者进展为临床甲亢。由于替代补充或抑制治疗而摄入较大量 $L - T_4$ 引起的亚临床甲亢为外源性亚临床甲亢，常见于甲状腺结节、甲状腺肿、甲状腺瘤及甲减替代治疗者。

新生儿甲亢的主要临床表现有哪些？

患儿在出生后数日或过了几个月以后，也可在出生后立即出现甲亢症状。临床表现是多动、容易兴奋、多汗、呕吐、腹泻和发热等症状。哺乳量增加而体重不增加，可出现呼吸功能衰竭、心跳过速、心律不齐、容易发生心力衰竭。因此，当母亲患有甲亢，且新生儿出现上述临床表现时，应及时想到新生儿甲亢的可能，及时检查确诊，早期治疗。

亚急性甲状腺炎所致甲亢的临床表现有哪些？

亚急性甲状腺炎曾命名为肉芽肿性、巨细胞性甲状腺炎，其发病原因是由于病毒感染甲状腺所致，在患病之前常先有上呼吸道感染。本病是一种可以自行恢复的甲状腺感染性疾病。亚急性甲状腺炎的整个病期可分为早期伴有甲状腺功能亢进、中期伴甲状腺功能减退以及恢复期3期。在早期，病变广泛时甲状腺滤泡内的甲状腺激素和碘化蛋白质一过性的大量释放到血液中，在患病后的1周内约半数患者可出现"甲状腺功能亢进"的临床表现，包括兴奋、怕热、心慌、颤抖及多汗等，这些症状是由于血中过量的甲状腺激素引起的。患者常常述说有心悸、神经过敏及倦怠，倦怠常非常明显，这是本病的特点之一。病情轻者常被误诊，严重者，可见到全身有急性病表现，症状可存在数月。甲状腺多可有轻中度肿大，质地硬，伴有结节，有触痛，常可见到一侧甲状腺病变较另一侧严重，甲状腺局部皮肤有发红、温暖表现。在疾病早期甲亢时，血清的甲状腺激素水平升高，垂体的促甲状腺激素分泌受抑制，甲状腺摄^{131}I率降低，呈现所谓的"分离"现象。甲状腺组织血液循环不增加，彩色多普勒超声示低回声区。甲状腺同位素扫描可见图像残缺或显影不均匀，显示甲状腺的功能低下。甲状腺组织活检可见特征性多核巨细胞或肉芽肿样改变。

甲亢危象的主要临床表现有哪些?

弥漫性和结节性甲状腺肿引起的甲亢均可发生危象,多数患者甲状腺肿大明显,不少老年患者仅有心脏异常,尤其是以心律失常或胃肠道症状为突出表现。很多患者可以找出明显的发病诱因。

典型甲亢危象临床表现为高热、大汗淋漓、心动过速、频繁的呕吐及腹泻、谵妄,甚至昏迷,最后多因休克、呼吸及循环衰竭以及电解质失衡而死亡。

(1)体温升高 本病都有体温急骤升高,体温常在39℃以上,大汗淋漓,皮肤潮红,随后可有汗闭,皮肤苍白和脱水。高热是甲亢危象的特殊表现,是和重症甲亢的重要鉴别点。

(2)中枢神经系统 精神变态、焦虑很常见,也可有震颤、极度烦躁不安、谵妄、嗜睡,最后陷入昏迷。

(3)心血管系统 可以有心跳过速,常常在160次/min以上,与体温升高程度不成比例,可出现心律失常,也可以因为心肺原因出现呼吸困难。最终血压下降、休克。一般来说,伴有甲亢性心脏病的患者,容易发生甲亢危象,当发生危象以后,促使心脏功能进一步恶化。

(4)消化系统 食欲极差、恶心、呕吐频繁、腹痛、腹泻明显。恶心、呕吐及腹痛可发生在甲亢危象的早期。病后体重明显下降,肝脏肿大,肝功能有异常,随着病情的进展,肝细胞功能衰竭,常出现黄疸。黄疸的出现表明预后不良。

(5)电解质紊乱 由于进食差,呕吐、腹泻以及大量出汗,最终出现电解质紊乱,约半数患者有低钾血症,1/5的患者血钠减低。

临床上，有很少一部分患者的临床症状和体征很不典型，突出的特点是表情淡漠、木僵、嗜睡、反射降低、低热、明显乏力、心率缓慢、脉压差小以及恶液质状态，甲状腺常常仅有轻度肿大，最后陷入昏迷，甚至是死亡。这种类型临床上称为"淡漠型"甲亢危象，这种情况非常少见。

如何避免甲亢危象？

鉴于甲亢危象的发生涉及的因素较多，故避免甲亢危象的发生要从多方面着手。①对于明确诊断为甲亢的患者，要根据病情合理选药，做到系统规范治疗，不得无故停药。②对甲状腺肿大明显且症状较重的甲亢，欲行放射性碘治疗，需先服抗甲状腺药物一段时间后，待甲亢症状改善，病情趋于稳定时再行放射性碘治疗。放疗开始后要密切观察病情动态，尤其治疗后的 1~2 周内。③甲亢患者行甲状腺次全切除术治疗时，术前准备要充分，尤其在用普萘洛尔做术前准备时，药量要足，时间至少 1 周，术后要继续用药 1 周。手术操作要轻柔，术后可补足适量的糖皮质激素。④避免精神刺激，术前要做好患者的思想工作，消除紧张心理，避免过度劳累。⑤预防和积极有效地控制各种感染。⑥对于非甲亢手术的其他手术患者，术前病史调查要注意有无甲亢病史或症状。因为有些非甲亢患者，如甲状腺癌、甲状腺腺瘤等均可以合并甲亢，但因其症状不典型，往往易被忽视，因此详细调查病史，注意与甲亢有相关性的疾病，并采取相应的对策，对预防甲亢危象的发生具有重要意义。

什么是周期性麻痹？

周期性麻痹是一组与钾离子代谢有关的肌肉疾病，临床上以反复发作的弛缓性瘫痪伴血清钾水平改变为主要特点，持续数小时至数周，发作间歇期完全正常。按发作时血清钾浓度的不同，可区分为低血钾、高血钾和正常血钾型周期性麻痹。国内为散发性，以低血钾性周期性麻痹最常见。伴发甲状腺功能亢进、肾功能衰竭和代谢性疾病的发作性麻痹称为继发性周期性麻痹。

哪些疾病可引起低钾？

低钾血症是指血清钾小于 3.5mmol/L 的一种病理生理状态。造成低钾血症的主要原因是体内总钾量丢失，称为钾缺乏症。有时体内总钾量不缺乏，也可因血液稀释或转移到细胞内而导致血清钾降低。引起低钾血症的常见原因如下：

（1）摄入钾不足　长期禁食、少食，每日钾的摄入量小于3g，并持续 2 周以上，可引起低钾血症。

（2）钾排除过多　主要是经过胃肠道或肾脏丢失过多的钾。①胃肠道失钾：因消化液丢失而失钾，见于长期大量的呕吐、腹泻、胃肠引流或造瘘等引起。②肾脏失钾：见于肾脏本身的疾病，如急性肾衰竭多尿期、肾小管性酸中毒、失钾性肾病、尿路梗阻解除后利尿、Liddle 综合征；内分泌疾病引起低钾也很常见，包括有原发性或继发性醛固酮增多症等；利尿药的使用，如呋塞米、氢氯噻嗪等排钾性利尿药，或者甘露醇、高渗糖液等渗透性利尿药；补钠过多导致肾小管钾排出增多；也可见于碱中毒或酸中毒恢复期；某些抗生素的使用也会引起低钾血症，如青霉素、庆大霉素、羧苄西林、多黏菌素 B、库欣病及异位 ACTH 综合征等。

（3）转移性低钾血症　是由于细胞外钾转移到细胞内引起，表现为体内总体钾量正常，但细胞内钾增多，而导致血清钾浓度降低。主要见于代谢性或呼吸性碱中毒或酸中毒的恢复期、使用大量的葡萄糖液、周期性麻痹（如家族性低血钾性周期性麻痹和甲亢 Graves 病）、急性应激状态和棉籽油或氯化钡中毒等。

低钾性周期性麻痹有哪些临床表现?

以青壮年（20~40 岁）发病多见，男性多于女性，随着年龄的增长而发作次数减少。发病前的先兆可有肢体酸胀、疼痛或有麻木感，也可有口渴、出汗、尿量减少、面色潮红、嗜睡、恶心和害怕等症状。发病的时间多在夜晚或早晨睡醒后，表现为四肢软瘫，肌肉无力常从双下肢开始，然后向上延伸到双上肢，两侧肢体是对称的，以靠近躯干的部分较重；肌肉变软，张力减低，肌腱反射减弱或消失。患者神志清楚，能正常说话，头面部肌肉很少受影响，眼球运动正常。尿便功能正常，但严重的患者可因呼吸肌受累无力，造成呼吸困难，甚至死亡。发作一般持续 6~24 小时，或 1~2 天。最早瘫痪的肌肉常先恢复。两次发作中间的间歇期正常；患者发作的次数不同，可以是几个星期或数月发作 1 次，个别患者发作非常频繁，甚至每天都有发作；也有几年 1 次或终生仅发作 1 次者。有一部分患者在肌力恢复时会出现小便增多、大汗和原先麻痹的肌肉酸痛和僵硬症状。

发作时化验检查血清钾下降，心电图有低钾性改变，肌电图有电位幅度降低或消失，严重者电刺激无反应。

周期性麻痹与饮食有关吗?

饮食与周期性麻痹的发生密切相关，因此，应该注意患者生活饮食的调理。进食过多能诱发细胞外钾进入细胞内，导致血钾下降，引起周期性麻痹。同时不良的生活习惯，如暴饮暴食以及酗酒等也是诱发周期性麻痹的重要诱因。患者平时应该注意合理饮食，可进食低钠、高钾、低糖饮食，避免过饱、酗酒等诱发因素。同时避免睡前进餐；多食含钾丰富的食物，如橘子、牛奶等。

周期性麻痹有家族遗传倾向吗？

传统上周期性麻痹按发作期血钾浓度高低分为低钾型、高钾型和正常血钾型，但3种类型在临床特点和辅助检查上有部分相互重叠，这种分型难以揭示该病的本质。近年来，随着分子生物学研究技术的快速发展，对周期性麻痹的发病机制研究不断深入，逐渐认识到该病是由于细胞膜上的各种离子（钙、钠、钾等）通道基因突变，引起发作性骨骼肌肌力减弱的一组离子通道疾病，而不是简单的钾离子在细胞内外转运异常引起的发作性肌肉力量减弱，其发病机制极其复杂。周期性麻痹在西方人群多为常染色体显性遗传，有家族遗传倾向。而在亚洲人群（包括我国）多数为散发，少数有家族遗传倾向。

周期性麻痹的诱发因素有哪些？

周期性麻痹的发生通常是在一些诱因的作用下发生的，常见的诱因包括饱餐（尤其是过量进食碳水化合物）、酗酒、过度劳累、剧烈运动、寒冷、感染、创伤、情绪激动、焦虑和月经，也包括一些医源性因素，如注射胰岛素、肾上腺素、皮质类固醇或大量输入葡萄糖等，均可诱发低钾性周期性麻痹发生。因此，既往有发作史的患者应合理安排自己的生活，尽量避免各种诱发因素，因其他原因到医院就诊时，应及时提醒医务人员自己的周期性麻痹病史，避免医源性诱发因素。

甲亢合并重症肌无力的病因是什么?

甲亢（Graves 病）患者比普通人群患重症肌无力的机会高10~100倍，但甲亢并不直接引起重症肌无力，各种感染常常是其诱发因素，感染时应用抗生素也是诱因之一。二者都是自身免疫性疾病，血清中均可能测到自身抗体如横纹肌抗体、抗核抗体、甲状腺球蛋白抗体和抗胸腺抗体。二者胸腺均可能增大，行胸腺放疗可使肌无力好转甚至痊愈。因此，免疫功能紊乱是二者常常伴随发生的基础。患者体内可能产生了一些抗体，破坏了神经肌肉接头的受体，导致神经肌肉接头处信息传递障碍，使神经不能支配肌肉而产生肌无力。因此，患有 Graves 病甲亢的患者，如出现肌肉无力的表现，应及时就诊，以免延误诊治。

甲亢合并重症肌无力时有哪些临床表现?

甲亢性重症肌无力根据其累及部位不同可分为眼肌型和混合型。眼肌型主要表现为复视和眼睑下垂，睁眼困难，甚至视力模糊。双侧受累程度可不一样，也可仅累及单侧。混合型除眼肌麻痹外，还有四肢肌肉无力、麻木，也可累及面部肌肉，出现咀嚼、吞咽、说话不清楚。一般无肌肉萎缩。如侵犯呼吸肌，可出现呼吸困难，发生肌无力危象，常可致死。心肌受累可突然死亡。所有肌肉麻痹都有朝轻暮重，活动后加重，休息后减轻的特点。病情多随甲亢的严重程度而变化，也有研究认为与甲亢病情程度无关。

甲亢性肌病的临床表现有哪些?

甲亢性肌病有多种类型,其临床表现也多有不同。

(1)急性甲亢性肌病 或称甲亢伴急性延髓瘫痪,临床较罕见,起病急,数周内可出现说话和吞咽困难,发音不准,也可合并甲亢危象,并可导致呼吸肌瘫痪,威胁生命。

(2)慢性甲亢性肌病 较常见,病情发展缓慢,表现为进行性加重的肌无力、消瘦甚至萎缩,但无肌肉瘫痪和感觉障碍。肌无力最先累及近端肌肉,其次是远端肌肉,双侧对称。患者常述登楼梯、蹲位起立、梳头等动作困难。甲亢的病程及严重程度与慢性肌病的发生有关,但与肌无力程度不相平行,一般甲亢控制后,肌无力和肌萎缩可好转。

(3)甲亢性周期性麻痹 主要表现为发作性肌无力,呈弛缓性瘫痪,双侧对称,以下肢肌肉受累多见,很少累及颈部以上肌肉,如引起肋间肌及膈肌麻痹,可有呼吸困难,严重时危及生命。夜间发作较多,持续数小时至2~3天。发作时肌张力减低,腱反射减弱或消失,但不伴感觉异常。患者血钾水平多有改变。

(4)甲亢性重症肌无力 临床表现同一般重症肌无力,以眼肌麻痹和延髓肌无力最多见,表现为眼睑下垂、复视、视力模糊,也可累及其他肌肉,如面部肌肉出现咀嚼、吞咽、说话功能障碍,上臂、手、躯干肌无力,清晨或休息后症状减轻,下午或活动后症状加重,用新斯的明治疗有效。

患有甲亢性肌病时,应及时到内分泌科或神经内科诊治,明确肌病的类型,并采取相应的治疗。密切注意病情变化,以免发生呼吸肌麻痹,造成生命危险。

淡漠型甲亢好发于哪些人群，其临床表现有哪些?

淡漠型甲亢多数见于老年患者，表现不典型，具有如下特点：①发病较隐匿；②临床表现不典型，常以身体某一系统的表现为主（尤其是心血管和胃肠道症状），但心跳过速较少见。由于年迈还可伴有其他心脏疾病。老年甲亢患者食欲减退比较常见，多有消瘦、腹泻、恶病质出现。③眼病和高代谢综合征表现较少，甲状腺常不肿大，但甲状腺结节的发生率较高；④血液中甲状腺激素水平常有增高，垂体分泌的促甲状腺激素水平下降或测不出；⑤全身症状较重，消瘦，衰竭，抑郁淡漠，有时神志模糊，甚至昏迷。

老年人甲亢患者的临床表现有哪些特点?

首先，老年人甲亢以心脏症状为主，不少老年人常有不同程度的心血管疾病，在大量的甲状腺激素作用下，心脏的负担加重，导致病情恶化，可以出现房性心动过速、心房纤维性颤动、心动过速、心绞痛，心肌缺血程度加重甚或出现心力衰竭。据统计，在40岁以上的甲亢患者中，有1/3左右伴有甲亢性心脏病，5%的患者伴有心房颤动。平时只注意患者心脏方面的症状，忽视了甲亢的存在，而耽误了治疗。另外，以消化系统症状多见。患者通常感到食欲减退、纳差、厌食、腹泻、便秘或腹泻与便秘交替。有人认为这与老人常合并有慢性胃炎、胃酸缺乏有关。由于进食少、消耗多，一般体重都有明显的下降，有的患者短时间内可下降10～20kg，常被怀疑患了恶性肿瘤。再者，精神症状明显，患者多表现为神志淡漠，反应迟钝，精神抑郁不欢，嗜睡，寡言少语，处事待人冷漠等。这种情况称为隐蔽型或淡漠型甲亢，几乎仅见于高龄的老年甲亢患者。这类患者容易出现甲状腺危象，应当特别警惕。因此，当老年人出现心动过速、心房颤动、急剧的体重下降、极度厌食或精神抑郁等情况时，要想到甲亢的可能，尽快地到医院做甲状腺功能检查，以免甲亢危象发生。

甲亢患者的肝功能可能有哪些异常？

甲状腺功能亢进可以累及多脏器，也可导致肝功能异常，甲亢患者绝大多数肝功能正常，但也有相当部分患者肝功能异常。研究发现：甲亢导致的肝损害主要病理机制是免疫损害，肝细胞的破坏和自身免疫性微胆管炎等造成淤胆，表现为转氨酶升高和胆红素（包括直接和间接胆红素）升高，此时可以不用抗甲状腺药物治疗，因为抗甲状腺药物本身也可以加重肝脏的损害，此时糖皮质激素为首选。抗甲状腺药物可在肝功能正常后小剂量使用。以前人们一直认为肝损害是甲状腺激素对肝脏的损害造成的，甲状腺激素可直接导致肝损害，亦可能是代谢紊乱导致肝脏对缺氧、感染和毒性物质的耐受力下降所致。但是现在认为免疫损害才是造成甲亢肝损害的首要原因，而甲状腺激素的毒性作用仅占其中一小部分。

甲亢患者血液系统可能会出现哪些异常？

甲亢患者经常会出现血液系统异常，主要表现有以下 3 个方面：

（1）贫血　是指全身循环血液中红细胞的总容量减少至正常以下，甲亢导致的贫血多为轻度，有以下几种原因：①代谢亢进。蛋白质、维生素消耗过多致营养不良；②甲亢时由于迷走神经活动减弱或交感神经活动增强，引起胃黏膜病变，导致胃酸不足，影响铁的吸收，使造血原料——铁缺乏，或因某些未明原因造成铁利用障碍，导致贫血；③患甲亢时由于代谢增快，需要量大于摄入量，患者血清维生素 B_{12}、叶酸偏低导致造血原料缺乏，也可引起贫血。由甲亢引起的贫血大多随着甲亢病情的好转、痊愈，贫血也将随之解除。

（2）白细胞总数偏低　甲亢患者出现白细胞减少（主要是粒细胞减少）原因不清楚，目前认为可能是多种因素导致，可以是大量甲状腺激素抑制骨髓正常的造血功能，导致白细胞减少，也可以是甲亢患者体内产生了针对白细胞的抗体，导致白细胞的破坏增多，而致白细胞减少，或者是大量甲状腺激素导致白细胞的分布异常所致。甲亢时白细胞减少的程度比较轻，大多在 $(3\sim4)\times10^9/L$ 之间，一般随着甲亢病情的控制，基本上都可以恢复正常。

（3）血小板寿命缩短　可出现皮肤、黏膜紫癜，其特点是在甲亢症状的基础上出现皮肤紫癜。

甲亢会引起骨质疏松吗？

甲状腺分泌的甲状腺激素主要与生长激素等协同作用以促进骨的发育和成熟，并能使成骨细胞和破骨细胞的活性均增加，从而使骨转换率加快。当患有甲亢时，由于体内甲状腺激素大量分泌，使患者全身的新陈代谢加快，尤以分解代谢明显。由于体内蛋白质大量分解，造成了骨基质形成不足。甲亢又能使骨转换率明显加快，骨钙大量释放入血，同时尿钙、尿磷的排泄增加，这样在体内出现了负钙平衡。大量的甲状腺激素分泌还可增加肠蠕动，同时可明显降低活性维生素 D 的水平，这样使胃肠道对钙、磷及各种骨营养物质吸收减少，导致发生骨质疏松症。但是一般说来，对于年纪较轻的中青年甲亢患者，如果病情不重，病程不长，很少合并骨质疏松症。而老年人患甲亢时，由于机体合成代谢水平随增龄而下降，骨的形成速度相应减缓，与骨的吸收和骨骼脱钙速度相比，明显处于劣势，故骨密度降低程度迅速增加。尤其是老年女性甲亢患者，由于绝经后雌激素分泌低下，骨密度明显降低，再加上甲亢的骨矿质代谢障碍，会大大加速骨质疏松症的发生与发展。另外，老年甲亢患者病情较重及病史较长，使治疗效果较差，也是成为引起骨质疏松症的危险因素。

甲亢会引起月经紊乱吗？

月经紊乱是指与月经有关的包括月经的周期、经期、经量、经色、经质的改变以及痛经、闭经、经前期紧张综合征等伴随月经周期前后出现的某些症状为特征的多种病症的总称。

在临床上，有些女性患者出现月经量少、月经不调，甚至于闭经，有的患者还出现乳房肿块或结节。甲亢会引起月经紊乱的机制还不十分明确，一般认为可能与以下因素有关：①甲状腺、性腺都属于内分泌系统，都在下丘脑与垂体的调节下发挥正常功能，如果甲状腺功能亢进，也可以影响到其他内分泌腺体的功能，影响到男性睾丸及女性卵巢等性腺的正常功能。据研究：甲状腺组织中存在着雌激素、孕激素、泌乳素、雄激素等受体，甲状腺组织还具有一定的性激素依赖性。②甲状腺激素、性激素与中枢神经系统关系密切，甲亢患者可表现中枢神经系统的兴奋现象，如性情急躁或抑郁等。而情绪精神的变化，也会影响中枢神经系统正常功能，影响性激素方面的变化，造成月经方面的改变。甲亢患者如果出现月经不调，首先要请专科医生诊治，弄清甲亢与月经紊乱的先后关系，排除甲亢以外的各种疾病；其次，应该积极治疗甲亢，只要甲亢得到有效控制，甲亢引起的月经紊乱就可以消除。

甲亢性心脏病的临床表现有哪些?

甲亢性心脏病是指在甲亢病的基础上出现心律失常、心脏增大、心力衰竭等一系列心脏病症状,约占甲亢患者的5%~10%。甲亢性心脏病的发病是由于超生理量的甲状腺激素作用于心脏,使心肌代谢加速,心肌缺氧和营养物质缺乏,心肌细胞变性肥大,房室传导时间缩短和心房细胞不应期缩短,冠状动脉痉挛和血液动力学改变等多种因素共同作用的结果。甲亢性心脏病的临床表现为心律失常、心脏扩大、心力衰竭等必备症状和体征,但需排除其他原因的心脏病。甲亢性心脏病的心律失常,以房性早搏为多见,其次为心房纤颤,并可见到心房扑动、阵发性室上性心动过速及房室传导阻滞。病程较长、病情严重的甲亢患者,心脏负荷加重,可有心脏增大。在心律失常和心脏增大的基础上可导致心力衰竭,心绞痛和心肌梗死在甲亢性心脏病中则较为少见。甲亢性心脏病一般随着甲亢的治愈或控制,心脏病变可以消失,也可继续存在,甚至成为永久性后遗症(如永久性的心脏增大)。

临床上许多人因心律失常就诊,甲状腺功能检查才发现甲状腺功能亢进,所以在临床上心律失常患者甲状腺功能是必查项目。

有甲状腺相关性眼病一定患有甲亢吗?

有甲状腺相关性眼病者不一定会有甲亢。甲状腺相关的眼病可以是甲状腺疾病的一部分,也可以是一种单独的器官特异性自身免疫系统的"缺失"。

通常情况下,很多患有此病的患者大都会有眼部的症状而没有甲亢的症状,如突眼、视力下降、复视、眼睑退缩和上眼睑迟落，就是通常所说的"闭不上眼睛"，或眼睑肿胀，即肿眼泡等。当然，也有部分患者同时患有这两种疾病的症状。因此，虽然习惯上称为甲状腺相关性眼病，但实际上甲状腺相关眼病和甲亢两种疾病可以同时发生，也可以单独存在。大多数人在发现甲状腺功能异常几个月后出现眼部病变，即使有些患者发生眼病时缺乏甲状腺功能异常的客观表现，如果经过仔细地评价、密切地随诊和敏感的甲状腺功能检查，90%以上患者随诊中发现有甲状腺功能异常。临床上经治疗随着甲亢症状好转，有的患者眼球突出可见好转，有的患者治疗后甲亢症状好转，眼球突出反可加剧。

甲状腺相关性眼病会自愈吗？

应该说甲状腺相关性眼病不能自愈，但有可能治愈，由于该病病因不清，目前的治疗方法虽然较多，但都是以对症治疗、减少并发症综合治疗为主。综合治疗甲状腺相关眼病的方法，分保守治疗和手术治疗两类。保守治疗包括：激素治疗、小剂量化疗、局部放疗等。应该指出，使用激素应在医生的指导下进行，并严格控制用量和疗程。出现暴露性角膜炎、视神经萎缩等严重并发症的患者，或处于静止期、外观明显受损的患者，可考虑采取手术治疗，手术治疗包括：眼睑回缩矫正、复视矫正和眼眶减压术。因此，有甲状腺相关性眼病的患者，一定要及时就医，不要贻误病情。

为什么甲亢患者甲状腺功能恢复后仍可能出现眼病？

甲状腺功能亢进症也是一种自身免疫病，当甲状腺功能恢复正常时，仍然存在垂体－甲状腺轴的功能异常，如 TSH 水平较低，对 TRH 反应低下等，其甲状腺功能仍处自主状态。甲状腺相关眼病和甲亢两种疾病可以同时发生，也可以单独存在。所以，临床上有一部分甲亢患者经过治疗，甲状腺功能恢复正常，但由于垂体 – 甲状腺轴的功能异常，或者本身由于自身免疫因素仍然有可能会出现眼病。

甲状腺相关性眼病有哪些症状？

甲状腺相关性眼病的临床表现以浸润性突眼征为主，主要表现为：①眼内异物感、胀痛、畏光、流泪复视、斜视、视力下降；②眼球显著突出：突眼度多超过 18mm，二侧多不对称，少数患者仅有单侧突眼；③眼睑肿胀，结膜充血水肿；④眼球活动受限，严重者眼球固定；⑤眼睑闭合不全，角膜外露而形成角膜溃疡、全眼炎，甚至失明。早期表现为眼部刺激症状，眼周水肿，眼睑退缩，逐渐出现眼球运动障碍和复视，眼球突出，若未及时治疗甚至可出现暴露性角膜溃疡，视神经萎缩，失明等症状。

甲状腺相关性眼病的诱发因素有哪些？

导致甲状腺相关性眼病的主要危险因素有：甲状腺炎症、外伤、手术、功能异常、释放的抗原以及感染、辐射、恶性肿瘤等。此外，吸烟与甲状腺相关性眼病有明确的因果关系，甲亢吸烟者其发生率平均达 7.7%（4.3% ~ 13.7%）。遗传因素在甲状腺相关性眼病中具有显著作用。

诊断与鉴别诊断篇

什么是基础代谢率?

基础代谢率（basal metabolic rate，BMR）是指人体不受精神紧张、饮食、肌肉活动、外界温度，以及生理和病理等因素的影响，在安静状态下，维持人体基本生命活动所消耗的能量，即每小时每平方米体表面积所产生的热量。在基础状态下，机体的各种生理活动都较恒定，如甲状腺功能增高，必使 BMR 升高，相反则降低。因此，可用能反映基础代谢率的心率、呼吸和脉压来间接计算代谢率。另一方面，代谢率与氧的消耗呈正比，故亦可用机体的耗氧量来计算 BMR。

基础代谢率是如何测定的?

测定基础代谢率，要在清晨未进早餐以前（即食后 12～14 小时）进行。前一日晚餐最好是清淡饮食，而且不要吃的太饱，这样，过了 12～14 小时，胃肠的消化和吸收活动已基本完毕，也排除了食物的特殊动力作用的影响。测定之前不应做剧烈的活动，而且必须静卧半小时以上。测定时平卧，全身肌肉要松弛，尽量排除肌肉活动的影响，如摒除焦虑、烦恼、恐惧等心理活动。室温要保持在 20～25℃之间，以排除环境温度的影响。基础条件下的代谢率，比一般安静时的代谢率可低些（比清醒安静时低 8%～10%）。基础代谢率以每小时每平方米体表面积的产热量为单位，通常以 $kJ/(m^2 \cdot h)$ 来表示。测定整个机体在单位时间内发散的总热量，通常有两类方法：直接测热法和间接测热法。

直接测热法是测定整个机体在单位时间内向外界环境散发的总热量，此总热量就是能量代谢率。直接测热法的设备复杂，操作繁琐，使用不便，因而极少应用。一般都采用间接测热法。间接测热法的基本原理是利用人体内营养物质氧化供能反应的定比关系，测定受测者所吸入的氧气与呼出的二氧化碳，经由气体分析及特殊换算来推算基础代谢率。

由于 BMR 测量的误差大、费时，许多因素可以影响基础代谢仪测定基础代谢率的结果，使测定的结果并不能反映真实的代谢状态，因而往往造成错误诊断。为此，近年来各医院已基本不再使用基础代谢仪测定基础代谢率了，而通过脉搏和血压大致推算基础代谢率。方法是空腹 12 小时，睡眠 8 小时，清晨静卧半小时后测定患者的脉率、血压。然后根据下列公式即可推算出基础代谢率。为了减少误差，脉率和血压均测量 4 次，取其平均值，必要时连测 3 天，可提高结果可靠性。

$$BMR = 〔脉搏 + 脉压（收缩压 - 舒张压）- 111〕\times 100\%$$

公式法仅适于脉搏与血压波动不大的患者，尽管结果比较粗略，但简便、实用，心律不齐、高血压者不宜应用。

基础代谢率测定对诊断甲亢有什么意义？

基础代谢率高说明能量消耗大，反之，则能量消耗减少。甲状腺激素是调节机体代谢和氧耗量的重要因素。过去由于不能测定甲状腺激素水平，人们通过测定机体的基础耗氧量来间接了解甲状腺的功能。基础代谢率为基础值的 -10% ~ +15% 为正常。甲亢患者的基础代谢率绝大多数超过 15%，约 2/3 患者超过 25% ~ 60%，最高可超过基础值的 100% 以上。基础代谢率测定可以协助判断甲亢的病情轻重。一般这样划分：15%～30%为轻度甲亢，30%～60%为中度甲亢，大于60%为重度甲亢。实际上基础代谢率受很多生理、病理及药物等因素的影响，均能使结果升高，易与甲亢混淆。例如：非基础状态下测定、神经衰弱、睡眠不佳、耳鼻疾病、贫血、妊娠、月经期、白血病、嗜铬细胞瘤、肾上腺皮质功能亢进、发热、心动过速、肺气肿、心力衰竭及药物、咖啡因、尼古丁等可致BMR升高。故一个低于正常的BMR可能更具有意义，有助于排除甲亢；在慢性疾病、肿瘤和营养不良性疾病时，基础代谢率降低，但甲状腺功能是正常的，当原发疾病好转时，基础代谢率也随之上升；相反，当甲亢患者营养不足或患者病情较轻时，基础代谢率可以不升高。随着放射免疫测定法的出现，人们能够直接测定血清中甲状腺激素的水平，基础代谢率也就逐渐被废除、淘汰。目前临床上已经不再用基础代谢率来了解甲状腺功能了。

甲状腺激素的实验室测定方法有哪些?

通常血清甲状腺激素包括游离甲状腺素（FT_4）、游离三碘甲状腺原氨酸（FT_3）、血清总甲状腺素（TT_4）、血清总三碘原氨酸（TT_3）和血清反 T_3（rT_3）。血清甲状腺及相关激素定量测定的实验室方法，多采用竞争免疫测定法，常用的有放射免疫法（RIA）和免疫放射法（IRMA），近十余年进展较快，趋势为非核素标记免疫测定技术替代放射性核素标记，其优点是灵敏度和特异性与放射免疫法相同；结果比较稳定；容易进行质量控制；操作全自动化，出结果快（1～2天），但试剂及仪器的价格均较RIA高。目前国内、外用于甲状腺及相关激素测定的非核素标记免疫测定方法主要有下列几种：①酶免疫荧光分析（EIFA）；②镧系元素标记的时间分辨荧光测定（TRFIA）；③化学发光免疫分析

（CLIA）；④电化学发光（ECL）等。值得指出，随着新技术的引进，甲状腺及其相关激素的标示单位亦与国外接轨。

抽血测定甲状腺激素水平时需要注意什么？

TT_3、TT_4测定特异性和精密度均较高。检查所需血量不多，一般 2～3ml 血液，什么时候抽血都可以，进不进食也没多大关系。不受含碘药物，特别是 X 线造影剂的影响。患者不需服用放射性核素，操作全过程均在体外进行，对人体无辐射影响，也适合于哺乳期妇女和儿童。检查前患者无需进行准备。

检测结果受甲状腺结合球蛋白（TBG）浓度的影响很大，许多药物可影响 TBG 的水平变化。如雌激素、避孕药和奋乃静等都可以引起 TBG 升高，则 TT_3、TT_4 检测水平增高，而甲状腺功能并未发生亢进。而使用雄激素、糖皮质激素、水杨酸类、保泰松、安妥明、苯妥英钠等药物可使 TBG 减少，TT_3、TT_4 检测水平下降。故上述药物在抽血查甲状腺激素水平时应避免。

血清中哪些指标可以判定甲状腺功能的状态？

（1）血清 FT_3 和 FT_4

血清 FT_3 和 FT_4 是甲状腺激素的活性部分，是真正发挥人体生理作用的部分。它不受血中甲状腺结合球蛋白（TBG）变化和含碘杂质的影响，直接反映甲状腺功能状态，是反映甲状腺功能最敏感、最有价值的指标。

（2）血清 TT_3 和 TT_4

①TT_4：是血中结合 T_4 和 FT_4 的总和，是判定甲状腺功能最基本的筛选指标。TT_4受甲状腺结合球蛋白等结合蛋白量和结合力变化的影响。当结合球蛋白受到妊娠、雌激素、病毒性肝炎等

因素影响时，会导致升高；受到雄激素、低蛋白血症（严重肝病、肾病综合征）和药物醋酸泼尼松等因素影响时会导致下降。TT_4 是诊断 T_4 型甲亢、甲减等的敏感性指标。

②TT_3：是血中结合 T_3 和 FT_3 的总和。TT_3 也受甲状腺结合球蛋白的影响。在一般情况下，TT_3 浓度的变化常与 TT_4 的改变是一致的，但在甲亢初期与复发早期，TT_3 上升往往很快，约为正常的 4 倍；TT_4 上升较缓，仅为正常的 2.5 倍。

（3）血清反 T_3（rT_3）

T_4 在外周组织中，除经 5′-脱碘酶作用外环脱碘形成 T_3 外，还有 55% 左右的 T_4 在内环 5-脱碘酶形成 rT_3。rT_3 无生物活性。通常情况下，rT_3 的浓度与 TT_3 和 TT_4 的变化平行，但有时也出现所谓的"分离现象"。值得注意的是，有些甲亢早期或甲亢复发初期患者可仅表现为 rT_3 升高。

以上血清 TT_3、TT_4、FT_3、FT_4 和 rT_3 为判断甲状腺功能的最常用指标。在临床上常同时检测，故分析结果时必须综合各项指标和临床其他表现，全面分析，做出判断。

FT_3、 FT_4 和 T_3、 T_4 有何区别？

甲状腺素（T_4）全部由甲状腺分泌，而三碘甲状腺原氨酸（T_3）仅有 20% 直接来自甲状腺，其余约 80% 在外周组织中由 T_4 经脱碘代谢转化而来。T_3 是甲状腺激素在组织实现生物作用的活性形式。

正常情况下，循环中 T_4 约 99.98% 与特异的血浆蛋白相结合，包括甲状腺结合球蛋白（TBG，占 60% ~ 75%）、甲状腺结合前白蛋白（TBPA，占 15% ~ 30%）以及白蛋白（Alb，占 10%）。循环中 T_4 仅有 0.02% 为游离状态（FT_4）；循环中 T_3 的 99.7% 特异性与 TBG 结合，约 0.3% 为游离状态（FT_3）。结合型甲状腺激素是激素的贮存和运输形式，游离型甲状腺激素则是甲状腺激素的活性部分，结合型与游离型之和为总 T_4（TT_4）、总 T_3（TT_3）。

血清 TT_4、TT_3 测定是反映甲状腺功能状态最佳指标，它们在甲状腺功能亢进时增高，甲状腺功能减退时降低。一般而言，二者呈平行变化。但是在甲状腺功能亢进时，血清 TT_3 增高常较 TT_4 增高出现更早，对轻型甲亢、早期甲亢及甲亢治疗后复发的诊断更为敏感；T_3 型甲亢的诊断主要依赖于血清 TT_3 测定，TT_4 可以不增高。T_4 型甲亢诊断主要依赖于 TT_4，TT_3 可以不增高。而在甲状腺功能减退时，通常 TT_4 降低更明显，早期 TT_3 水平可以正常；而且，许多严重的全身性疾病可有 TT_3 降低（甲状腺功能正常的病态综合征，ESS）。因此，TT_4 在甲减诊断中起关键作用。如上所述，凡是能够引起血清 TBG 水平变化的因素均可影响 TT_4、TT_3 的测定结果，尤其对 TT_4 的影响较大，如妊娠、病毒性肝炎、遗传性 TBG 增多症和某些药物（雌激素、口服避孕药、三苯氧胺等）可使 TBG 增高而导致 TT_4、TT_3 测定结果假性增高；低蛋白血症、遗传性 TBG 缺乏和多种药物（雄激素、糖皮质激素、生长激素等）则可降低 TBG、使 TT_4 和 TT_3 测定结果出现假性降低。上述情况时，应测定游离甲状腺激素。

理论上讲，血清 FT_3 和 FT_4 测定不受 TBG 浓度变化影响，较 TT_3、TT_4 测定有更好的敏感性和特异性，但因血中 FT_3、FT_4 含量甚微，测定方法学上许多问题尚待解决，测定结果的稳定性不如 TT_3、TT_4。此外，目前临床应用的任何一种检测方法都尚不能直接测定真正的游离激素。血清 TBG 明显异常、家族性异常白蛋白血症、内源性 T_4 抗体及某些非甲状腺疾病（如肾衰竭）均可影响 FT_4 测定。药物影响也需注意，如胺碘酮、肝素等可使血清 FT_4 增高；苯妥英钠、利福平等可加速 T_4 在肝脏代谢，使 FT_4 降低。所以，TT_4、TT_3 的测定仍然是判断甲状腺功能的主要指标。

FT₃、 FT₄和T₃、 T₄在检测方法上有何差别?

正常成人血清 TT_4 水平为 64 ~ 154nmol/L (5 ~ 12μg/dl), TT_3 为 1.2 ~ 2.9nmol/L (80 ~ 190ng/dl),不同实验室及试剂盒略有差异。目前多采用竞争免疫测定法,趋势为非核素标记(标记物为酶、荧光或化学发光物质)替代放射性核素标记。

正常成人血清 FT_4 为 9 ~ 25pmol/L (0.7 ~ 1.9ng/dl), FT_3 为 2.1 ~ 5.4pmol/L (0.14 ~ 0.35ng/dl),不同方法及实验室测定结果差异较大。将游离型激素与结合型激素进行物理分离(半透膜等渗透析、超滤、柱层析等)后进行高敏感免疫测定被认为是本测定的金标准,但技术复杂,测定成本昂贵,不能在临床普遍使用。目前大多数临床实验室测定 FT_3 和 FT_4 所采用的方法并非直接测定游离激素,其测定结果在某种程度上仍受甲状腺结合蛋白浓度的影响,所以称之为"游离估计值(free hormone estimate)"。

测定甲状腺球蛋白的意义是什么?

在正常情况下,血清中的 Tg 水平由甲状腺体积的大小、TSH 受体被兴奋的程度及甲状腺分泌 Tg 的量决定,与 T_3、 T_4 也有一定平行消长的关系。甲状腺炎症、免疫反应和肿瘤常引起血清 Tg 升高。甲亢时,血 T_3、 T_4 升高,血 Tg 亦相应增加。相反,甲减时,血 T_3、 T_4 下降,血 Tg 亦随降低。但这种升降并不明显,亦无重要临床意义。

凡遇有甲状腺损伤时,如急性、亚急性或某些慢性甲状腺炎、放疗、手术等,甲状腺滤泡的破坏程度可从血 Tg 水平上反映出来,因为损伤越重,释放的 Tg 进入血循环的量也就越多。因甲状腺癌或因其他甲状腺病变行甲状腺全切的患者,术后的血清 Tg 应降至零。如从血清中检测出一定浓度的 Tg,表明来源于甲状腺滤泡细胞的恶性肿瘤已有甲状腺外转移。因此，血 Tg 是监测甲状腺癌术后复发的较好指标。但血 Tg 测不出，不等于可排除肿瘤复发或转移。

自身免疫性甲状腺疾病（如慢性淋巴细胞性甲状腺炎、特发性黏液性水肿、萎缩性甲状腺炎等）患者测定血清 Tg 无重要意义，因为患者体内产生的 TgAb 可干扰 Tg 测定。同理，凡既往有 TgAb 阳性或凡有 TgAb 阳性可能的疾病患者均无必要作血清 Tg 检测。

正常人血清应 Tg < 50ng/ml（50μg/L）。增高见于分化程度较好的甲状腺髓样癌、滤泡细胞癌、甲亢、亚急性甲状腺炎、慢性淋巴细胞性甲状腺炎及甲状腺腺瘤。

为什么测定甲状腺球蛋白的同时需要测定甲状腺球蛋白抗体？

血清 TgAb 测定主要作为血清 Tg 测定的辅助检查，因为，血清中存在水高平的 TgAb 可以干扰 Tg 测定。使采用的 Tg 测定方法，可引起 Tg 水平假性增高或降低。因此，Tg 测定时要同时测定 TgAb。

血清 TSH 测定对诊断甲亢的意义有哪些？

促甲状腺激素（TSH）是垂体前叶促甲状腺激素细胞分泌的一种糖蛋白激素。TSH 的分泌受下丘脑 TSH 释放激素（TRH）的激活，受血清中 T_3 和 T_4 浓度的负反馈调节。TSH 是判断甲状腺功能和下丘脑 – 垂体 – 甲状腺轴功能的指标之一。它的主要功能是调节甲状腺合成甲状腺激素，在甲状腺功能的调控中有着重要作用。血液中的 T_3、T_4 浓度升降对 TSH 存在着负反馈调节作用。

下丘脑－垂体－甲状腺轴功能正常时，血清 TSH 是甲状腺功能活动的"标志"。当甲状腺功能改变时，TSH 的合成、分泌和血浓度的变化较 TT_3、TT_4、FT_3、FT_4 或 rT_3 等更迅速而显著。例如中度甲亢患者，血 TT_3、TT_4 的升高约达正常的 $1 \sim 2$ 倍，FT_3 和 FT_4 的变化往往在 1 倍以内。相反，血 TSH 的下降可达近十倍，甚至数十倍至数百倍。亚临床型甲亢、T_3 型甲亢或 T_4 型甲亢的 T_3、T_4 变化不大，有时无明显变化，而血 TSH 的水平已有显著下降。又如，甲减患者的 TSH 升高也比 T_3、T_4 的降低要明显得多。故超敏 TSH 的测定是诊断甲亢和甲减、亚临床型甲亢和甲减的首选指标。

美国甲状腺病学会于 1990 年公布的甲亢和甲减的实验室诊断标准为：①原发性甲减：血 TSH 升高，FT_4 降低；②甲亢：血 TSH < 0.1mU/L，FT_4 升高，如 FT_4 正常，应加测 FT_3。美国临床内分泌学会认为，血清 sTSH 是最佳的单一性甲亢筛选项目。而全美临床生化学会提倡，疑有甲亢的最初筛选实验是 sTSH。英国皇家内科医师学院提出，为了确诊甲亢，必须同时测定血 TSH、FT_4 或 TT_4。澳大利亚的医疗保险公司于 1994 年甚至规定，除非为病情监测或其他特别的原因外，公司拒付除 TSH 以外的检查费用。据统计，此项规定为保险公司每年节约医疗费用达 340 万澳元。由上可知，超敏 TSH 作为甲状腺疾病诊断的初筛项目的意见是一致的。

在什么情况下需要测定 rT_3？

反 T_3（rT_3）对调节 T_4 和 T_3 的代谢和平衡，维持最佳状态有重要作用，尤其与 T_4 变化一致，也可作为了解甲状腺功能的指标。甲亢时，rT_3 随 TT_3、TT_4 呈一致变化。甲亢初期或复发早期可仅有 rT_3 升高，因此，可作为诊断甲亢的较敏感指标。另外，在重症营养不良或某些全身性疾病，如急性心肌梗死、肝硬化、糖尿病、尿毒症、脑血管意外、胃癌、酸碱中毒、心力衰竭、心内膜炎以及发热性感染性疾病，都可见 rT_3 明显升高。其他如某些药物（盐酸胺碘酮、盐酸普萘洛尔、地塞米松磷酸钠、丙硫氧嘧啶等）、甲状腺结合球蛋白增多症、老年人等 rT_3 亦可升高。

rT_3 对慢性淋巴细胞性甲状腺炎患者潜在性、早期甲减的诊断有较大价值。在低 T_3 综合征中，rT_3 明显升高，而 TT_3 明显降低，是诊断低 T_3 综合征的重要指标。

低 T_3 综合征是指甲状腺功能正常，处于饥饿、体衰或慢性疾病状态时血清 T_3 浓度下降，而 rT_3 明显增高的一种机体自我保护性反应。

rT_3 对观察甲亢治疗的疗效也有一定的价值，可在抗甲状腺药物治疗过程中，提示用药剂量情况。

如何从甲状腺激素测定的化验单上确定是不是患有甲亢？

（1）总甲状腺素（T_4） 代表血中结合 T_4 及游离 T_4 的总和。当血中甲状腺激素结合蛋白正常时，测量结果大于 161nmol/L（成人正常范围为 64～154nmol/L 或 5～12μg/dl）为甲亢。

（2）总三碘甲状腺原氨酸（T_3） 代表血中结合 T_3 及游离 T_3 的总和。当血中甲状腺激素结合蛋白正常时，测量结果大于 2.9nmol/L（成人正常范围为 1.2～2.9nmol/L 或 80～190ng/dl）为甲亢。

（3）FT_4 为不与甲状腺激素结合蛋白结合的部分，正常范围 9～25pmol/L 或 0.7～1.9ng/dl，甲亢时升高。

（4）FT_3 为不与甲状腺激素结合蛋白结合的部分，正常范围 2.1～5.4pmol/L，或 0.14～0.35ng/dl，甲亢时增高。

（5）血清促甲状腺激素（TSH） 是由脑垂体分泌的调节甲状

腺的激素，在 Graves 病甲亢患者中 TSH 是降低的（正常范围 3.8 ～ 7.5mU/L RIA 法，0.4 ～ 5.0mU/L ICLA 法），而在垂体瘤所致的甲亢时是升高的。

如果 *FT₃*、*FT₄* 和 *TSH* 同时升高说明什么？

如甲 FT₃、FT₄ 和 TSH 同时升高可以说明是垂体性甲亢。简单地说促甲状腺激素分泌过多引起的甲亢，称垂体性甲亢，临床较少见，多数为垂体瘤所引起，少数由下丘脑 - 垂体功能紊乱所致。多数为轻、中度甲亢，儿童多见，男女无差别。患者具有典型的甲亢症状，甲状腺肿大，很少有突眼，可伴胫前局限性黏液性水肿或肢端肥大或泌乳闭经综合征，按甲亢经多种方法治疗均不能治愈，垂体瘤手术切除或放疗后甲亢症状消失。实验室检查：TT₃、TT₄、摄 ^{131}I 率均高于正常，促甲状腺激素升高，X 线及 CT、MRI 等影像学检查可以发现垂体瘤的证据。

什么是甲状腺功能动态试验？

甲状腺功能动态检查原理是根据甲状腺激素和垂体促甲状腺素及下丘脑促甲状腺激素释放激素之间有负反馈调节，促甲状腺激素释放激素对促甲状腺激素的刺激作用受到血清甲状腺激素的抑制。

甲状腺功能动态试验包括促甲状腺激素释放激素（TRH）兴奋试验；促甲状腺激素（TSH）兴奋试验；甲状腺片（或 T₃）抑制试验。

什么是促甲状腺激素释放激素兴奋试验？

促甲状腺激素释放激素（TRH）是下丘脑分泌的 3 个肽的激

素，通过门脉系统到达垂体，刺激垂体的促甲状腺激素分泌细胞分泌促甲状腺激素。由于促甲状腺激素释放激素半衰期很短，到达血循环的浓度极低，临床上难以直接测定。一般通过动态试验（注射 TRH）以观察促甲状腺激素的反应，来间接估计血清游离甲状腺激素的水平。促甲状腺激素释放激素试验具体的做法如下：注射前取静脉血，随后静脉注射促甲状腺激素释放激素 $300 \sim 500\mu g$，$15 \sim 20$ 秒内注射完毕，注射前与注射后 30、60 分钟分别取血测促甲状腺激素。正常人在注射促甲状腺激素释放激素 $20 \sim 30$ 分钟后，促甲状腺激素反应到达高峰，Δ 促甲状腺激素（Δ 促甲状腺激素 = 促甲状腺激素峰值 - 促甲状腺激素基础值）为 $2 \sim 30\mu U/ml$。TRH 试验的反应受年龄和性别影响，男性反应低于女性，女性正常反应为 Δ 促甲状腺激素 $> 6\mu U/ml$。40 岁以上的男性 Δ 促甲状腺激素 $> 2\mu U/ml$。原发性甲减的促甲状腺素释放激素试验反应过强；甲亢患者、部分甲状腺功能正常的弥漫性甲状腺肿眼病患者、甲亢患者的部分直系亲属或口服过量糖皮质激素患者的促甲状腺激素反应差。促甲状腺激素释放激素兴奋试验对区别继发性甲减的病因是在下丘脑还是在垂体是有价值的。下丘脑性甲减的促甲状腺激素释放激素兴奋试验呈延迟反应；而垂体性甲减的促甲状腺激素释放激素兴奋试验减低和缺如。

此外，一些药物也会影响促甲状腺激素释放激素试验，雌激素、茶碱、抗甲状腺药物可增强促甲状腺激素释放激素反应；而糖皮质激素、甲状腺激素制剂、左旋多巴可抑制促甲状腺激素释放激素反应。临床上促甲状腺激素释放激素兴奋试验不良反应很小，半数患者有一过性的颜面潮红、恶心或尿急。促甲状腺激素释放激素兴奋试验适于各个年龄组的患者，目前超敏感促甲状腺激素测定可以完全代替促甲状腺激素释放激素兴奋试验。

什么是促甲状腺激素兴奋试验?

甲状腺的摄碘功能取决于垂体促甲状腺激素的分泌和甲状腺本身的碘功能状态。正常人在注射外源性促甲状腺激素后,甲状腺吸碘率会升高。如果血清甲状腺激素水平升高,注射促甲状腺激素后甲状腺吸碘率升高会受到抑制;反之,如果血清甲状腺激素水平减低,注射促甲状腺激素后甲状腺吸碘率升高更明显。具体做法是先做甲状腺吸碘率测定,随后肌肉注射牛促甲状腺素10U,一日3次,共3天。注射完毕后再做甲状腺吸碘率测定。Δ促甲状腺激素兴奋值=[(注射后24小时最高吸碘率−注射前24小时最高吸碘率)/注射前24小时最高吸碘率]×100%。Δ促甲状腺激素兴奋值的正常范围为11%~35%。原发性甲减患者的促甲状腺激素兴奋试验无反应,继发性甲减对促甲状腺激素兴奋试验有反应。有些患者对牛促甲状腺素有过敏反应,应加以注意。

什么是甲状腺片抑制试验?

甲状腺片抑制试验(T_3抑制试验)具体做法为:口服干甲状腺片20mg/次,3次/天,连服3天,第4天后改为40mg/次,3次/天,连服14天。服药前和服药后各测定甲状腺吸碘率,计算甲状腺片抑制试验值=[(服药前最高吸碘率−服药后最高吸碘率)/服药前最高吸碘率]×100%。正常值应<50%,若比值为25%~50%,则被称为"部分被抑制";比值<25%为"不被抑制"。"部分被抑制"为可疑甲亢,需结合其他临床和实验室资料进行分析;"不被抑制"有利于甲亢的诊断。干甲状腺片和T_3对心血管作用强,对老年人和有心血管疾病的患者容易引起不良反应,应避免进行此试验。

甲状腺过氧化物酶抗体测定有何临床意义？

甲状腺过氧化物酶抗体（TPOAb）是甲状腺微粒体抗体 TMAb 的主要成分，是一组针对不同抗原决定簇的多克隆抗体，以 IgG 型为主。主要用于诊断自身免疫性甲状腺疾病。TPOAb 对于甲状腺细胞具有毒性作用，引起甲状腺功能低下。目前测定 TPOAb 多应用高度纯化的天然或重组的人甲状腺过氧化物酶（TPO）作为抗原，采用放射免疫法（RIA）、酶联免疫吸附法（ELISA）、免疫化学发光法（ICMA）等方法进行测定，敏感性和特异性都明显提高。

TPOAb 测定的临床意义：诊断自身免疫性甲状腺疾病，如自身免疫性甲状腺炎，Graves 病等；TPOAb 阳性是干扰素 α、白介素 -2 或锂剂治疗期间出现甲状腺功能减退的危险因素；TPOAb 阳性是胺碘酮治疗期间出现甲状腺功能异常的危险因素；TPOAb 阳性是 Down 综合征患者出现甲状腺功能减退的危险因素；TPOAb 阳性是妊娠期间甲状腺功能异常或产后甲状腺炎的危险因素；TPOAb 阳性是流产和体外授精失败的危险因素。

甲状腺球蛋白抗体测定有何临床意义？

甲状腺球蛋白抗体（TgAb）是一组针对甲状腺球蛋白（Tg）不同抗原决定簇的多克隆抗体，以 IgG 型为主，也有 IgA 和 IgM 型抗体。一般认为 TgAb 对甲状腺无损伤作用。TgAb 测定方法经历与 TPOAb 相似的改进，敏感性显著提高。

（1）自身免疫性甲状腺疾病的诊断　其意义与 TPOAb 基本相同，抗体滴度变化也具有一致性。

（2）分化型甲状腺癌（DTC）　血清 TgAb 测定主要作为血清 Tg 测定的辅助检查。因为血中存在低水平的 TgAb 可以干扰 Tg 测定。视采用的 Tg 测定方法，可引起 Tg 水平假性增高或降低。因此，Tg 测定同时需要同时测定 TgAb。

TSH 受体抗体测定有何临床意义?

TSH 受体抗体（TRAb）包括 3 个类别。

（1）TSH 受体抗体（狭义 TRAb）　也称为 TSH 结合抑制免疫球蛋白（TSH Bingding Innibitory Immunoglobulin，TBII）。TRAb 阳性提示存在针对 TSH 受体的自身抗体，但是不能说明该抗体具有什么功能。

（2）甲状腺刺激抗体（TSAb）　是 TRAb 的一个类型，具有占据 TSH 受体，引起甲状腺功能亢进的作用，是 Graves 病的致病性抗体。

（3）甲状腺刺激阻断型抗体（TSBAb）　也是 TRAb 的一个类型，具有占据 TSH 受体，阻断 TSH 与受体结合而引起甲状腺功能减退的作用，是部分自身免疫甲状腺炎发生甲状腺功能减退的致病性抗体。个别自身免疫性甲状腺疾病患者可以出现 TSAb 和 TSBAb 交替出现的现象，临床表现为甲亢与甲减的交替变化。

测定 TRAb 采用放射受体分析法，为目前大多数临床实验室常规检测的项目；测定 TSAb 和 TSBAb 采用生物分析法，通常仅用于研究工作。目前 TRAb 检测方法的敏感性、特异性均不够理想，对预测 Graves 病缓解的敏感性和特异性均不高。

TRAb 测定的临床应用：初发 Graves 病 60% ~ 90% 阳性，甲状腺功能正常的 Graves 眼病可以阳性。对预测抗甲状腺药物治疗后甲亢复发有一定意义，抗体阳性者预测复发的特异性和敏感性约为 50%，但抗体阴性的预测意义不大。对于有 Graves 病或病史的妊娠妇女，有助于预测胎儿或新生儿甲亢发生的可能性，因为该抗体可以通过胎盘，刺激胎儿甲状腺产生过量甲状腺激素。

实验室检查哪项指标可以反映机体碘代谢？

碘是甲状腺合成甲状腺激素的主要原料之一。碘主要储存在甲状腺池和细胞外池，两池的储存量相对恒定，甲状腺内以甲状腺激素和碘化酪氨酸形式储存的有机碘高达 8～10mg，细胞外液池碘离子总量为 150μg。碘代谢始终保持动态平衡。甲状腺每天从细胞外液碘池摄取碘离子 120μg，其中 60μg 用于合成甲状腺激素，其余 60μg 返回细胞外液池；每天甲状腺释放 60μg 激素碘，经脱碘酶作用在外周组织脱碘，60μg 碘返回细胞外液池。鉴于上述碘代谢特点，摄入的过量的碘都经肾脏排出，所以测定尿碘水平可以评估机体碘摄入量。

国际上规定采用学龄儿童的尿碘反映地区碘营养状态。

甲状腺超声在甲亢的诊断和治疗中有何作用？

超声是一种无创伤性诊断方法，超声检查甲状腺已经广泛应用于评价甲状腺解剖结构异常、穿刺活检、监测疗效。随着高分辨率高频超声探头及彩色多普勒超声等技术的应用，超声诊断甲状腺疾病准确率逐步提高。

Graves 病时，甲状腺呈弥漫性、对称性、均匀性增大（可增大 2～3 倍），边缘多规则，内部回声多呈密集、增强光电，分布不均，部分有低回声小结节状改变。腺体肿大明显时，常有周围组织受压和血管移位表现。多普勒彩色血流显像（CDFI）示"火海征"，为甲亢较特异的表现，即甲状腺在心脏舒张期和收缩期均出现散在的搏动性彩色高速血流图像。甲状腺腺体内血流呈弥漫性分布，为红蓝相间的簇状或分枝状图像，血流量大，速度快，超过 70cm/s，甚至可达 200cm/s。血流量为正常人的 8～10 倍，同时可见显著低阻力的动脉频谱和湍流频谱。弥漫性甲状腺肿大有时难与其他结节性甲状腺肿相区别，因此结合临床资料并利用 CDFI 观察到有特异性的血流频谱不难做出正确判断。彩色多普勒超声亦可用于 GD 甲亢治疗后的评价，眼球后 B 超有助于 GD 眼病的诊断。

什么是甲状腺核素检查?

^{131}I 是碘元素的放射性核素，正常甲状腺组织具有高度浓聚碘的能力，同样有浓聚^{131}I（^{131}碘化钠）的功能。口服^{131}I 24h 后，大部分经尿液排出体外，存留在体内的^{131}I 几乎全部浓集在有功能的甲状腺组织内。口服^{131}I 24h 后，通过核素显像装置能获得甲状腺放射性影像，具有很高的特异性，即只能是有摄碘功能的甲状腺组织才显影，其他组织不显影。因此，同位素^{131}I 是甲状腺核素检查的显像剂。

$^{99m}TcO_4$（过^{99m}锝酸盐）与碘同属一族，也能被甲状腺组织摄取和浓聚，故$^{99m}TcO_4$ 也可用于有功能的甲状腺组织显像。它与^{131}I比较，其主要优点是图像清晰，半衰期较短，辐射量低，已成为目前最常用的颈部甲状腺显像剂。但$^{99m}TcO_4$ 亦可被某些腺体如唾液腺、颌下腺的细胞摄取和分泌，可使这些组织显像，因此$^{99m}TcO_4$显像的特异性不如^{131}I。

甲状腺核素检查包括：甲状腺摄碘率试验、放射性核素甲状腺静态显像以及在静态显像基础上发展起来的放射性核素甲状腺血管造影、亲甲状腺肿瘤药物显像和甲状腺放射免疫显像等。

甲状腺摄碘率测定原理是什么?

甲状腺具有高度浓聚碘的能力。碘进入体内后，首先被甲状腺摄取，用于 TH 的合成。极小部分存在于血液及组织中的碘化物参与机体代谢的其他过程。甲状腺中被浓聚的碘主要存在于甲状腺球蛋白中，在 T_3、T_4 的代谢和分泌过程中，甲状腺也向血液分泌少量的碘（以各种形式存在），其分泌速度视腺体贮碘量、甲状腺功能状态等因素而定。用放射性碘作示踪物，测定碘在体内的移动速度和量，可间接评价甲状腺的功能状态，特别能反映甲状腺对无机碘的浓聚能力。口服 ^{131}I 后，用盖格（Geiger）计数管或闪烁计数管测定甲状腺部位的计数率，计算出摄 ^{131}I 率，并从以下 3 个方面来推测甲状腺的功能：①甲状腺摄 ^{131}I 的速度及最大摄 ^{131}I 率；② ^{131}I 从尿中的排出量；③血浆蛋白结合碘量。

甲状腺核素静态显像有何意义？

甲状腺核素显像是用核素扫描、闪烁照相或 γ – 闪烁照相等技术，显示甲状腺的位置、形态、腺内病变及放射性分布的一项特殊检查方法。

（1）方法　给患者口服 ^{131}I（通常为 $Na^{131}I$）或 ^{99m} 锝（^{99m}Tc）后一定时间，用扫描机或 γ – 闪烁照相机使甲状腺显像，得到甲状腺闪烁图。

（2）正常扫描图　正面图形呈蝴蝶状，分左、右两叶，中间与较薄的峡部相连，右半侧稍高于左半侧，右叶略大于左叶。有时在峡部或一叶上方可见一锥状叶。甲状腺内的放射性分布均匀。

（3）结果判断　分析甲状腺显像图时要注意甲状腺的位置、形态、轮廓、大小、显影的密度、有无放射性缺损、浓集或结节等。如发现有"结节"，首先要区别结节是否在腺体内，然后再将结节按以下要求和标准分类：①"热"结节：放射性密度高于正常，结节内的摄碘能力强。②"温"结节：密度和摄碘能力与正常相同或十分接近。③"凉"结节：密度低于正常。④"冷"

结节：显影明显减弱或缺如。

什么是甲状腺亲肿瘤核素显像？

在甲状腺静态显像显示肿瘤部位为核素分布稀疏区或缺损区，可再注射亲肿瘤显像剂。如这个区域出现核素填充时，视为亲肿瘤显像阳性，提示该肿瘤恶性病变的可能性大。不同类别的亲肿瘤显像剂阳性提示不同类别的甲状腺癌，^{201}Ti、^{99m}Tc – MIBI（甲氧基异丁基异腈）显像阳性提示分化型甲状腺癌，其特异性为80%～90%，少部分良性结节也可以显像阳性；^{99m}Tc – DMSA（二巯基丁二酸）显像阳性提示甲状腺髓样癌，其灵敏度大于80%，特异性100%；^{99m}Tc – 奥曲肽和^{131}I – MIBG（间位碘代苄胍）可用于甲状腺髓样癌诊断。

肿瘤病灶部位核素分布明显高于健侧部位者为阳性，少许或无放射性分布者为阴性，T/N（靶/本底）值大于1.3以上，考虑恶性病变；低于1.3者多位良性。

摄碘率升高可见于哪些疾病？

（1）甲亢 诊断符合率92%～97%。摄碘（^{131}I）率升高的特点是：①3h（或4h，或6h）值和24h值均高于正常值；②2h或3h摄^{131}I率与24h值之比≥0.85；③最高摄^{131}I率在24h之前出现。一般认为，凡符合以上3项中的两项即可确诊为甲亢。如高峰未明显前移，但摄取曲线上升较快，2h值与24h值之比＞0.80，4h值与24h值之比＞0.85，或最高摄^{131}I率高于正常，有重要诊断价值，但要辅以其他检查方可诊断为甲亢。在上述指标中，高峰提前对甲亢的诊断最有价值。甲状腺摄^{131}I率升高只表示甲状腺的摄碘功能亢进，并不反映甲亢病情的严重程度，对病情变化和疗效观察的价值有限。有时，甲亢经药物治疗，症状已控制，血 T_3、T_4 已正常或接近正常，而摄^{131}I 率仍高或比治疗前更高，这并不表示病情加重，而只提示甲状腺的摄碘功能仍较旺盛，如停药，复发的可能性大。相反，摄^{131}I 率升高而无高峰提前，多不是甲亢所致。

甲状腺摄^{131}I 率还可用来鉴别不同病因的甲亢。如用其他方法已确诊为甲亢，但摄^{131}I 率却降低，这可能是甲状腺炎伴甲亢、碘甲亢或外源性 TH 制剂引起的甲亢。分析结果时，还要考虑到受检者的疾病情况。许多疾病可影响摄^{131}I 率，如肾病综合征、应激状态、吸收不良综合征、腹泻等可使之降低。

（2）其他　导致甲状腺摄^{131}I 率升高的疾病还有地方性甲状腺肿和散发性甲状腺肿等。其特点是高峰不提前，可被 T_3 抑制，但如非毒性甲状腺肿出现自主功能性甲状腺结节，T_3 不能抑制摄^{131}I 率。另外，有些药物（如髓襻利尿剂等）可使摄^{131}I 率升高。

摄碘率降低可见于哪些疾病？

（1）原发性甲减　原发性甲减患者的摄碘（^{131}I）率特点是曲线上升速度缓慢，数值小，各时间点的摄取率均低于正常。严重患者几乎看不到有摄取率，至 24h 仍明显降低，有时至 48h 才出现"峰值"，且常 < 10%，24h 最高摄取率不超过 25%。摄^{131}I 率对部分原发性甲减的诊断率较低。例如，酪氨酸碘化或偶联障碍时，甲状腺摄取无机碘的功能仍正常，故摄^{131}I 率亦可正常。另外，轻型原发性甲减的摄^{131}I 率仍正常，而血 FT_3 或 FT_4 已下降，或 TSH 已升高。这说明从摄^{131}I 率诊断原发性甲减的敏感性上讲，远不及血清 TH 和 TSH 测定。

（2）摄^{131}I 率下降的其他疾病　亚急性甲状腺炎患者的摄^{131}I

率可明显降低，而临床上却有甲亢表现，血 T_3、T_4 亦可轻度升高，这是由于炎症一方面影响了甲状腺的摄碘功能，另一方面又增加内源性 TH 从甲状腺组织释放的结果。慢性淋巴细胞性甲状腺炎患者的摄^{131}I 率可正常、降低或升高，主要视病情变化而定。甲状腺 TPO 缺陷、碘化蛋白分泌异常、碘化酪氨酸脱碘酶缺陷时，甲状腺的摄^{131}I 率多增高，少数可正常。如无其他干扰因素，摄^{131}I 率降低往往提示甲状腺对碘化物的浓聚功能障碍。另一方面，如 TH 合成障碍发生在酪氨酸碘化的下游步骤则多表现为摄^{131}I 率在早期急剧升高，继而迅速下降。

在继发性甲减患者中，摄^{131}I 率的变化也是复杂的，其规律是：病情较重者均有摄^{131}I 率下降，病情较轻者，尤其是亚临床型甲减者，摄^{131}I 率可正常或基本正常。病情越轻，与正常值重叠的程度也越高。

非甲状腺疾病时，摄碘率会变化吗？

（1）高于正常　慢性肝病、高血压早期、风湿热、青春发育期、绝经期、葡萄胎、绒毛膜上皮癌、急慢性肾脏病变、发热和上感等。以上疾病可使机体的代谢率增加，故摄碘（^{131}I）率升高属非特异性反应。

（2）低于正常　碘摄入量高者、慢性脏器衰竭、充血性心衰及其他慢性疾病晚期、体重和身高显著低于正常者可见于摄碘率低于正常。

患者在测定摄碘率时要注意什么？

测定摄碘率在检查前 2 周需停食含碘丰富的食物和药物，如海带、紫菜、海蜇、胺碘酮、溴剂、过氯酸钾、TH 制剂、复方碘溶液、碘酊、络合碘、含碘造影剂和含碘中药等。其中复方碘溶液需停用2个月以上，含碘造影剂需停用1年以上。一般含碘中药（如贝母、牛蒡子、木通、常山、夏枯草、黄药子、连翘、玄参、白头翁等）需停用1个月以上；而海藻、昆布、鳖甲等需停用2个月以上。停用影响甲状腺功能的药物（如抗甲状腺药，左甲状腺素、甲状腺片等）2~4周。孕妇和哺乳期妇女禁做本试验。另有一些药物虽不含碘，也不属 TH 制剂，但可通过干扰 TH 合成的不同环节而影响摄碘（^{131}I）率。ACTH、泼尼松、利舍平、保泰松、对氨基水杨酸、甲苯磺丁脲等均使摄^{131}I 率降低；而长期应用女性避孕药可使之升高。影响甲状腺摄碘率的药物和食物因素及通常停用时间如表4-1。

表4-1　影响甲状腺摄率的药物和食物因素

名称	影响结果*	通常停用时间
药物		
复方碘溶液、碘化钾、碘酊、喹碘仿、胺碘酮等	↓	2~6周
食物		
各种海产品，如海带、紫菜、海蜇、海鱼等	↓	2~4周
中草药		
昆布、海藻、浙贝、川贝、香附、木通、夏枯草、常山、玄参、丹参、连翘、黄药子等	↓	2~6周
碘油造影剂	↓	1年或更长
其他 X 线造影剂	↓	4周或更长
作用于甲状腺的药物及其他物质		

续表

名称	影响结果*	通常停用时间
硫脲类、甲巯咪唑（他巴唑）、卡比马唑（甲亢平）等		
治疗数周	↓	2~4周
治疗数月	↑	4~6周
甲状腺激素	↓	2~4周
抗甲状腺药物停药后3~4周	↑	2~4周
含溴药物，如普鲁苯辛（丙胺太林）	↓	2~4周
硫氰酸盐（过氯酸盐、硝酸盐）	↓	1~2周
激素制剂（糖皮质激素、ACTH、避孕药等）	↓	2~4周
长期服用抗结核药物（对氨基水杨酸钠，异烟肼）	↑	2~4周

*注："↑"代表增加摄率，"↓"代表降低摄率。

有颈部疼痛的甲亢患者最有价值的检查是什么？

亚急性甲状腺炎起病多急骤，常伴有上呼吸道感染症状和体征如发热，伴畏寒、疲乏无力和食欲减退，淋巴结肿大。最为特征性的表现为甲状腺部位的疼痛和压痛，常向颌下、耳后或颈部等处放射，咀嚼和吞咽时疼痛加重。甲状腺病变范围不一，可先从一叶开始，以后扩大或转移到另一叶，或始终限于一叶。病变腺体肿大、坚硬，压痛显著。病变广泛时滤泡内 TH 以及碘化蛋白质一过性大量释放入血，尚可伴有甲状腺功能亢进的常见表现，如一过性心悸、神经过敏等，但通常不超过2~4周。甲状腺摄碘率的测定最有价值。甲亢期血清 TT_3、TT_4、FT_3、FT_4 升高，TSH 分泌受抑制，甲状腺摄 ^{131}I 率低，呈现所谓"分离现象"。这是由于甲状腺滤泡细胞破坏，原贮存的 T_3、T_4 进入血循环，使得

血中 T_3、T_4 升高，反馈抑制垂体分泌 TSH，失去 TSH 刺激、甲状腺摄碘功能减退之故；其次是炎症损害了滤泡细胞摄碘功能，甲亢期甲状腺摄 ^{131}I 率可低至测不出。

什么是甲状腺细针穿刺细胞学检查？

甲状腺细针穿刺细胞学检查（FNAC）是用细针穿刺病变的部位，吸取少量甲状腺组织做细胞学涂片检查，对甲状腺病变做出组织细胞学的诊断，是一种简便、易行、准确性高的甲状腺形态学检查。FNAC 适应证很广，临床上可触及的甲状腺结节基本上均可行 FNAC，在怀疑甲状腺癌和甲状腺炎时最有价值。FNAC 不需麻醉，并发症很少，可以反复穿刺，深受患者欢迎。FNAC 前须停用阿司匹林和其他影响凝血的药物数天，穿刺时应尽可能避免损伤。FNAC 的关键在于穿刺取材和阅片，至少在结节的不同部位进针两次以减少取样误差。抽出囊液时，要记录量、颜色、是否存在血液以及抽吸后是否还有包块；若抽吸后还有残留包块，需要再次穿刺以确保在实质性部分取样，抽吸后要局部加压 10～15 分钟。送检时应附带临床资料，包括结节的大小、位置、质地等。FNAC 涂片的质量要求是：在 2 个不同的涂片上，至少含 6 组以上质量好的滤泡细胞群，每群至少有 10～20 个细胞。甲状腺血运丰富，穿刺易出血，出血常常会影响细胞学检查。FNAC 需要有经验的细胞学专家阅片，同时也必须紧密结合临床，这样才能得到满意的结果。

哪些情况需要做甲状腺细针穿刺细胞学检查？

甲状腺细针穿刺细胞学检查（FNAC）对许多甲状腺疾病具有可靠的诊断价值，有经验者的操作者穿刺和细胞学检查其诊断准确率可达95%左右。文献报道FNAC是目前鉴别良恶性甲状腺结节的一种可靠方法，是核素扫描和超声检查不能代替的。良性意味着可以保守治疗或择期手术，而恶性者应尽早采取包括手术在内的综合治疗。这一技术的应用使不必要的甲状腺手术减少了25%。另外桥本甲状腺炎和亚急性甲状腺炎有典型的细胞学表现，因此细针穿刺诊断慢性淋巴细胞性甲状腺炎和亚急性甲状腺炎也有很高的特异性。此外对甲状腺囊性病变及甲状旁腺囊肿还可以通过穿刺抽吸进行有效的治疗。FNAC的关键还在于穿刺取材和阅片，至少在结节的不同部位进针两次以减少取样误差，如穿刺不成功、抽吸物太少、出血等影响穿刺结果，须重复操作，最好在超声检查指导下进行。FNAC也有一定的局限性，除取材的因素外，其只能观察细胞形态和结构的变化，缺乏对整体结构的了解，所以不能完全取代组织学切片。

为什么甲状腺细针穿刺需要重复做？

甲状腺细针穿刺细胞学检查（FNAC）是一种简单、易行、准确性高的检查方法，但由于FNAC的局限性，以下情况需重复操作。①肿物太小：甲状腺肿大Ⅰ度或者甲状腺结节过小，或甲状腺纤维化，穿刺不易成功，须在超声引导下重复穿刺；②出血稀释：穿刺时出血滤泡细胞成分稀释影响阅片，多见于甲亢患者，需重复穿刺，吸附血液后再涂片；③抽吸物太少：针头细小且为盲穿，抽吸范围仅限针尖所及处，抽吸物量少且可能未穿刺到病变部位，因此须至少在结节的不同部位进针两次以减少取样误差，并重复穿刺取材；④存在囊性病变：甲状腺囊肿为多种甲状腺疾病演变的结果，可能为囊实混合性团块，囊液须涂片，若抽吸囊液后还有残留包块，需要再次穿刺以确保在实质性部分取样，必要时超声引导下进行。此外由于操作者经验不足等其他原因也需进行重复穿刺取样。

通过甲状腺细针穿刺细胞学检查可以发现哪些甲状腺疾病?

甲状腺细针穿刺细胞学检查（FNAC）一般采用直接诊断法，即根据涂片内的细胞成分、形态学改变和特征性细胞，参考临床及其他资料，直接诊断疾病。通过 FNAC 可以发现的病变有桥本甲状腺炎、亚急性甲状腺炎、化脓性甲状腺炎、Graves 病、甲状腺肿、乳头状甲状腺癌、滤泡状甲状腺癌、未分化癌、甲状腺髓样癌、甲状腺囊性病变、滤泡状腺瘤等。文献报道，FNAC 诊断桥本甲状腺炎比血清学诊断阳性率高 2 倍。桥本甲状腺炎引起的甲状腺毒症临床表现与甲状腺功能亢进症基本一样，但穿刺细胞学表现完全不同，前者为桥本甲状腺炎的特点，后者为甲状腺功能亢进症的特点。FNAC 还可以鉴别甲状腺功能亢进症是否合并桥本甲状腺炎，上述鉴别对临床治疗有重要指导意义。如果治疗前确诊桥本甲状腺毒症，可给予对症治疗而不必用抗甲状腺药物，更不能手术治疗，或短期内小量用抗甲状腺药物，否则容易发生或加速发生甲状腺功能低下。相反，细针穿刺细胞学检查对滤泡性结节、滤泡性腺瘤及滤泡性腺癌的鉴别诊断有一定困难，滤泡状腺癌和滤泡状腺瘤的细胞形态极为相似，仅从细胞学的角度，很难鉴别，必须从组织切片上看包膜外及间质内有无癌细胞浸润或血管浸润或远处转移才能加以鉴别。因此，对细胞学诊断为滤泡细胞肿瘤的患者应密切随访，必要时手术切除。穿刺诊断的良性结节病变也应每 6 ~ 12 个月复查 1 次，观察结节大小变化，通过随诊也可发现新的病变。

甲状腺细针穿刺细胞学检查有哪些优缺点?

甲状腺细针穿刺细胞学检查（FNAC）的优点在于快速、安全、费用低、准确性高、重复性好，可以提高甲状腺疾病确诊率，患者易于接受。

缺点在于为创伤性检查，少数患者在穿刺过程中出现局部疼痛或出血、感染等，个别患者穿刺时可能会误入气管或食管，发现后拔出压迫数分钟即可，也有发生暂时性喉返神经麻痹和晕厥的报道，而且因抽吸物太少、肿物太小或存在囊性病变，需重复操作。而且甲状腺细针穿刺细胞学检查因穿刺针太细、细胞的标本量不足、或没有穿刺到病变部位，以及其只能观察细胞形态和结构的变化，缺乏对整体组织结构的了解，所以不能完全取代组织学切片，会出现假阴性或假阳性结果。有时 FNAC 鉴别诊断非常困难，FNAC 可以确认甲状腺滤泡型腺瘤或腺癌，但缺乏进一步恶性特征，无法区分滤泡型腺瘤或腺癌，所以仍需手术切除才能明确诊断。虽然 FNAC 的确诊率不能与病理切片比较，但其操作方便快捷、费用低廉、结果相对准确，它对甲状腺疾病的诊断价值是不可替代的。

甲状腺 CT 和 MRI 检查有何意义?

甲状腺 CT 和 MRI 可以清晰显示甲状腺和甲状腺周围组织器官的关系，容易发现甲状腺病变，对甲状腺结节的鉴别诊断有较高价值，而且图像显示周围的解剖关系明确，能为手术提供有价值的资料。当怀疑甲状腺癌时，CT 和 MRI 能了解病变的范围、对气管的侵犯程度以及有无淋巴结转移等，还可了解胸腔内甲状腺情况，区别甲状腺和非甲状腺来源的纵隔肿瘤。CT 一般不进行静脉增强检查，除非要了解甲状腺病变的血运情况或与颈部血管、淋巴结鉴别或确诊胸骨后甲状腺肿时，才需进行静脉增强检查。MRI 能提供良好的软组织对比，为甲状腺癌对临近肌肉的侵犯、鉴别术后纤维化和甲状腺癌术后复发的估计有较好的诊断价值；同时对甲状腺肿向胸骨后延伸的检查也有帮助。事实上，甲状腺 CT 和 MRI 检查对甲状腺功能判断没有帮助，对甲状腺肿瘤的诊断也无特异性表现，并不优于甲状腺细针穿刺细胞学检查，再加上其费用昂贵，检查费时，临床上不将此检查作为甲状腺的常规检查。眼眶 CT 和 MRI 检查可清晰显示 Graves 眼病患者球后组织，尤其是眼外肌肿胀的情况，并可测定眼外肌的厚度，对非对称性突眼（单侧突眼）有助于排除眶后肿瘤，对甲状腺相关性眼病诊断有非常重要的意义。

甲亢的实验室检查有哪些？

（1）测定机体代谢状态　基础代谢率（BMR）测定，血胆固醇、甘油三酯和尿肌酸测定。

（2）测定血清甲状腺激素　血清总 T_3（TT_3）测定、血清总 T_4（TT_4）测定、血清游离 T_3（FT_3）测定、血清游离 T_4（FT_4）测定、血清反 T_3（rT_3）测定。

（3）测定下丘脑 – 垂体 – 甲状腺轴调节　甲状腺摄碘（^{131}I）率试验、甲状腺抑制试验（包括 T_3 抑制试验和甲状腺片抑制试验）、血清超敏促甲状腺激素测定（S – TSH）、促甲状腺激素释放激素兴奋试验（TRH 兴奋试验）。

（4）检查甲状腺肿大情况　甲状腺 B 超、甲状腺核素扫描等。

（5）甲状腺免疫学检查　促甲状腺激素受体抗体的测定，如促甲状腺激素性免疫球蛋白测定（TRAb）等，甲状腺球蛋白抗体（TgAb），甲状腺微粒体抗体（TMAb）或抗甲状腺过氧化物酶抗体（TPOAb）测定。

（6）检查甲状腺病变性质 甲状腺细针穿刺细胞学检查或活组织检查。

甲亢的诊断标准是什么？

诊断甲亢主要根据患者的症状、体征和实验室检查，同时要注意与其他疾病进行鉴别。甲亢的临床表现有：怕热、多汗、心慌、手抖、易饥、多食、消瘦等高代谢综合征。体征表现为：甲状腺肿大、眼征等。实验室检查表现：血清总 T_3（TT_3）、血清总 T_4（TT_4）、血清游离 T_3（FT_3）、血清游离 T_4（FT_4）增高，促甲状腺激素（TSH）降低。诊断甲亢时需与单纯性甲状腺肿、神经症、亚急性甲状腺炎和桥本甲状腺炎相鉴别。

甲亢的诊断包括哪几个方面？

甲亢的诊断包括临床诊断、功能诊断和病因诊断。

（1）临床诊断 根据患者的症状、体征诊断。如怕热、多汗、心慌、手抖、易饥、多食、消瘦等高代谢综合征，以及甲状腺肿大、眼征等。

（2）功能诊断 根据血清总 T_3（TT_3）、血清总 T_4（TT_4）、血清游离 T_3（FT_3）、血清游离 T_4（FT_4）、促甲状腺激素（TSH）水平诊断。可表现为血清总 T_3（TT_3）、血清总 T_4（TT_4）、血清游离 T_3（FT_3）、血清游离 T_4（FT_4）水平升高，促甲状腺激素（TSH）水平升高或降低等。

（3）病因诊断 根据甲亢病因诊断，包括毒性弥漫性甲状腺肿（Graves病）、毒性多结节性甲状腺肿、甲状腺自主性高功能腺瘤、碘甲亢、垂体性甲亢、绒毛膜促性腺激素（HCG）相关性甲亢等。如患者除了有怕热、多汗、心慌、手抖、易饥、多食、消瘦等高代谢综合征，血清总 T_3（TT_3）、血清总 T_4（TT_4）、血清游离 T_3（FT_3）、血清游离 T_4（FT_4）水平升高，促甲状腺激素（TSH）水平降低等外，还出现了甲状腺弥漫性肿大、眼球突出和其他浸润性眼征，以及胫前黏液性水肿、TSH 受体抗体（TRAb 或 TSAb）阳性，除了甲亢的诊断外，还应诊断为 Graves 病。有甲状腺毒症表现而[131]I 摄取率降低者是破坏性甲状腺毒症（例如亚急性甲状腺炎、安静型甲状腺炎），以及碘甲亢和伪甲亢（外源性甲状腺激素摄入过多所致甲亢）的特征。典型亚急性甲状腺炎患者常有发热、颈部疼痛，为自限性，早期血中 TT_3、TT_4 水平升高，[131]I 摄取率明显降低（即血清甲状腺激素与[131]I 摄取率减低的分离现象）。在甲状腺毒症期过后可有一过性甲状腺功能减退症（甲减），然后甲状腺功能恢复正常。

TRAb 与甲亢复发有何关系？

TSH 受体抗体（TRAb）是由甲状腺内淋巴细胞所产生的，包括甲状腺刺激抗体（TSAb）、甲状腺功能抑制性抗体（TSBAb）。已知 TSAb 等刺激性抗体是 Graves 病发生、发展的主要原因，而TSBAb 等抑制性抗体在甲状腺功能减退症的发病机制中起重要作用，导致甲状腺功能低下。TRAb 在自身免疫性甲状腺疾病中检出率高达 70% 以上，而在单纯甲状腺肿和甲状腺瘤等非自身免疫性甲状腺疾病患者的外周血中却不存在。TRAb 阳性者预测复发的特异性和敏感性约为 50%，治疗过程中 TRAb 阴性则表明病情有所缓解。甲亢患者在治疗后，若血清 sTSH、FT_3、FT_4 测定结果正常，如 TRAb 持续阳性者，则不可轻易停药，预示着停药后甲亢容易复发，应继续治疗至 TRAb 转阴，以 TRAb 转阴为停药的指标。对甲状腺明显肿大，经长期抗甲状腺药物治疗后，TRAb

持续阳性者，应考虑手术治疗。许多抗甲状腺药物都有免疫抑制作用，而这种作用是一个缓慢持续的过程，故 Graves 病控制后患者定期测定血清 TRAb 水平，同时以小剂量持续治疗至 TRAb 转为阴性是必要的，这样才能正确选择停药时机，降低 Graves 病复发率。

如何鉴别是桥本病甲亢阶段还是桥本合并 Graves 病？

在桥本病发展过程中可有甲亢症状出现，称为桥本甲亢，发生率约占桥本病的 20%～25%。其原因多数是甲状腺受炎性破坏，甲状腺激素释放入血增多所致，故甲亢表现为一过性的；如受摄碘量和甲状腺炎症与修复的影响时，可反复出现甲亢或甲亢与甲低交替出现。少数桥本甲亢是因桥本病合并毒性弥漫性甲状腺肿所致，约占桥本病的 0.3%～7.6%；患者甲亢可较长时间持续存在，可伴有典型毒性弥漫性甲状腺肿的表现如突眼和胫前黏液性水肿、血 TSI 阳性。患者可以两种疾病中的任何一种起病，临床上也可以其中一种疾病的表现为主；例如甲亢症状可持续数月至数年，但由于甲状腺组织的不断被破坏，最终仍然发展成为甲状腺功能低下。两者鉴别点在于一过性的桥本甲亢是炎症破坏导致甲状腺素漏出所致，虽有甲状腺毒症症状，TT_3、TT_4 升高，但 ^{131}I 摄取率降低，甲状腺毒症症状在短期内消失，甲状腺穿刺活检呈典型桥本甲状腺炎改变。而桥本病合并毒性弥漫性甲状腺肿者，有典型甲亢的临床表现和实验室检查结果，血清 TgAb 和 TPOAb 高滴度，甲状腺穿刺活检可见两种病变同时存在，当 TSAb 占优势的时候，表现为 Graves 病，当 TPOAb 占优势时表现为桥本甲状腺炎和（或）甲减。

如何早期发现儿童及青少年甲亢?

儿童得甲亢比成年人少,儿童得甲亢病高峰在 9~14 岁,在青春期前和青春期最多见。通常儿童 5 岁前得甲亢的较少,但也有是出生后 6 周~2 岁患病的,这些小儿的母亲可能没有甲亢病史。而新生儿患甲亢和以上情况不同,新生儿甲亢是由于母亲患有甲亢或桥本病,其体内有引起甲亢的抗体,在怀孕期间可通过胎盘进入胎儿体内,使新生儿生下来就有甲亢,有的可延迟到生后几周或更长时间发病。一般新生儿甲亢在生后 6~12 周可自然减轻或者恢复正常,随着体内抗体水平下降而缓解。还有一种少见的新生儿甲亢是由于促甲状腺激素受体(TSHR)基因突变引起的,TSHR 结构的变异,使受体始终处于被激活状态,造成持续甲状腺功能亢进和弥漫性甲状腺肿大。

患甲亢的母亲在孕期服抗甲状腺药物,药物通过胎盘进入胎儿体内,甲状腺激素合成降低,新生儿甲亢在出生后 3~4 天表现出来;如果怀孕母亲的体内还同时存在甲状腺抑制抗体,新生儿甲亢症状可延迟至出生后数周出现。因此患甲亢母亲的孩子,在出生时和生后 3 个月内应每月到医院详细检查。

儿童甲亢的症状表现存在着个体差异,一般也没有成人表现的严重。症状是逐渐发展的,从发病到诊断通常在 6~12 个月内。女孩与男孩的发病比例为 6:1。儿童最早的甲亢征象可以是情绪失调伴有活动过多、容易激惹、易争吵、急躁,甚至哭泣,上课思想不集中,也有表现多动、不安静,有时手舞足蹈。前臂伸展的时候可见到手指有细微的颤抖。有食欲亢进但体重下降。大便次数增多,可稀薄。甲状腺大多数为轻中度肿大,少数可不肿大。大多数甲亢患儿有眼球突出表现,但不严重。眼睛睁得很大,瞬目减少,凝视,眼球内侧聚合不佳,眼向下看的时候,上眼皮因后缩而不能跟随眼球下落;皮肤温暖、发红、潮湿、汗多；常有心率增快、心慌；有些病儿可听到心脏收缩期杂音。肌力减弱在儿童不常见，但严重时也可跌倒。严重的症状如呼吸困难、心脏增大、心力衰竭、心律失常很少见。甲亢危象在儿童很少发生。表情淡漠、倦怠和极度衰弱等甲亢危象在儿童更加少见。实验室检查可见血中 T_4、T_3 和 FT_3、FT_4 增高，促甲状腺激素（TSH）降低到正常水平以下。

亚临床甲亢如何诊断?

亚临床甲亢是指血清 TSH 水平低于正常值下限，而 TT_3、TT_4 在正常范围，不伴或伴有轻微的甲亢症状。文献报道本病的患病率男性为 2.8% ~4.4%，女性为 7.5% ~8.5%，60 岁以上女性可达15%，我国学者报道的患病率是 3.2%（血清 TSH <0.3mU/L）。

如果检测 TSH 低于正常范围下限，TT_3、TT_4 正常者，首先排除可引起血清 TSH 暂时降低的其他原因，如甲亢治疗过程、正常妊娠、正常甲状腺功能病态综合征、下丘脑或垂体功能障碍以及应用呋塞米、多巴胺、糖皮质激素等药物，并且在 2~4 个月内再次复查，以确定 TSH 降低为持续性而非一过性。内源性原因所致的亚临床甲亢可查到明确的甲状腺病因，外源性原因所致的亚临床甲亢与服用过量的 $L-T_4$ 有关。怀疑亚临床甲亢时，应做详细的甲状腺体检及影像学检查，测定甲状腺球蛋白抗体、甲状腺微粒体抗体、甲状腺过氧化物酶抗体（TPOAb）、TRAb，必要时进行甲状腺细针穿刺细胞学检查（FNAB）常可作出病因诊断。

有哪些甲状腺疾病可以表现为亚临床甲亢?

亚临床甲亢最常见于 Graves 病、高功能腺瘤、多结节性甲状腺肿、亚急性甲状腺炎、无痛性甲状腺炎或产后甲状腺炎等。在甲状腺原有病变基础上发生的亚临床甲亢，属于内源性亚临床甲亢。有一定自主性的结节性甲状腺肿，碘负荷过多（如服用胺碘酮、使用造影剂、食物性或水源性高碘摄入等）可诱发亚临床甲亢。在左旋甲状腺素的替代治疗或甲状腺癌术后的 TSH 抑制治疗中，摄入较大量左旋甲状腺素引起的亚临床甲亢属于外源性亚临床甲亢。根据 TSH 减低的程度，本病又划分为 TSH 部分抑制（血清 TSH 0.1 ～ 0.4mU/L）和 TSH 完全抑制（血清 TSH <0.1mU/L）。

亚临床甲亢对机体会有哪些影响？

亚临床甲亢临床症状多不明显或呈非特异性，可能有轻微精神症状或情绪紊乱，老年人也可能稍有抑郁、焦虑或类似轻型"淡漠型甲亢"。研究表明亚临床甲亢患者有认知方面的脑电活动异常。此外，由于心悸、乏力、不耐疲劳等症状均无特异性，亚临床甲亢易被忽略或归于神经衰弱或老年体衰。

（1）对心血管系统的影响　全身血管张力下降、心率加快、心输出量增加、心房颤动等；奥地利一项大样本研究报告，亚临床甲亢中心房颤动的患病率为 12.7%。

（2）对骨骼的影响　骨转换率增高，尿钙排泄增多，骨吸收大于骨生成，骨量持续丢失，发生骨质疏松危险性增加，促进骨折发生。

（3）老年性痴呆　研究发现，亚临床甲亢患者患老年性痴呆的危险性增加。

（4）发展为临床甲亢　我国学者随访 92 例亚临床甲亢患者 5 年，均未接受治疗，其中 5.4% 发展为临床甲亢，19.6% 仍维持亚临床甲亢，71.7% 甲状腺功能转为正常；研究表明 TSH <0.3mU/L、TPOAb 阳性和甲状腺肿是发展为临床甲亢的危险因素。

甲亢危象如何诊断？

甲亢危象是甲状腺功能亢进病情极度危重，危及患者生命的严重并发症。临床上不常见，但病死率却很高。多发生于甲亢病情还没有很好地控制的情况下，一些应激因素使甲亢病情突然加重而出现。这些激发因素包括感染、手术、创伤、精神刺激等。临床表现为高热或过高热、大汗、心动过速（140 次/min 以上）、烦躁、焦虑不安、谵妄、恶心、呕吐、腹泻，严重的患者可有心力衰竭、休克及昏迷。甲亢危象的诊断主要靠临床表现综合判断，临床高度疑似本症及有危象前兆者应按甲亢危象处理，甲亢危象病死率在 20% 以上。

周期性麻痹应与哪些疾病鉴别？

甲亢引起的肢体麻痹，医学上称为"周期性麻痹"。其症状表现是，患者在短时间内两下肢不能活动，严重时胳膊也不能动，个别患者的呼吸肌可陷入麻痹，还有可能危及到呼吸功能，是甲亢的较严重的合并症。其原因是，由于甲亢患者血中的钾离子从血液进入细胞增多，血钾减少而引起肌肉麻痹，多发生在四肢（胳膊和腿），轻者表现无力，重者肢体不能活动，表现为瘫痪。这种情况多见于在一段时间里进食过多、过饱，或吃甜食较多的甲亢患者；或患者在短时间里过度劳累过，瘫痪大多发生在两下肢，发生于上肢的比较少。发作时，轻者肢体还能稍微活动，严重者完全不能活动，但此时肢体的感觉多是正常的。

鉴别诊断：

（1）高钾性周期性麻痹　发病年龄较早，发作多在白天，肌无力发作的时间较短，血钾含量升高，用钾后症状反而加重。

（2）正常血钾性周期性麻痹　血清钾正常，补充钾后症状加重，给予钠盐后症状好转，进食大量碳水化合物不会诱发肌无力。

（3）格林-巴利综合征　起病相对较慢，有神经根痛及感觉障碍，可有颅神经损害，病程较长，在病史上少有反复发生。脑脊液可有蛋白-细胞分离。此外，尚需与躯体疾患引起的周期性肌无力鉴别，如原发性醛固酮增多症、甲状腺功能亢进、失钾性肾炎、肾小管性酸中毒、17α-羟化酶缺乏症以及药物性（药物治疗）低钾和短期内失钾过多等。

如何诊断甲亢性心脏病？

甲状腺毒症对心脏有3个作用：①增强心脏β受体对儿茶酚胺的敏感性；②直接作用于心肌收缩蛋白，增强心肌的正性肌力作用；③继发于甲状腺激素的外周血管扩张，阻力下降，心脏输出量代偿性增加。上述作用导致心动过速、心脏排出量增加、心房颤动和心力衰竭。心力衰竭分为两种类型：一类是心动过速和心脏排出量增加导致的心力衰竭，主要发生在年轻甲亢患者，此类心力衰竭非心脏泵衰竭所致，而是由于心脏高排出量后失代偿引起，称为"高心脏排出量型心力衰竭"；常随甲亢控制而心力衰竭好转；另一类是诱发和加重已有的或潜在的缺血性心脏病发生的心力衰竭，多发生在老年患者，此类心力衰竭是心脏泵衰竭。心房颤动也是影响心脏功能的因素之一，甲亢患者中10%~15%发生心房颤动。甲亢患者发生心力衰竭时，30%~50%与心房颤动并存。

甲亢性心脏病诊断标准：①确诊甲亢；②频发早搏，阵发性或持续性心房纤颤，心房扑动，心脏扩大或充血性心力衰竭；③排除冠心病、高血压性心脏病等其他原因的心脏病；④甲亢控制后上述心脏情况好转或明显改善。甲亢性心脏病临床表现不典型，诊断除参考上述标准外，如患者年龄大、无明显高代谢症状而伴有以下情况时，应考虑甲亢心脏病的可能：①无法解释的心动过速；②原因不明的右心衰竭，洋地黄疗效不佳；③原因不明的阵发性或持续性房颤，心室率快而不易被洋地黄控制；④患有器质性心脏病患者发生心力衰竭，常规治疗疗效欠佳者；⑤血压波动而脉压差增大者。

治疗篇

甲亢的治疗方法有哪些？

甲状腺功能亢进症即甲亢，是指有多种病因导致体内甲状腺激素分泌过多，引起以神经、循环、消化等系统兴奋性增高和代谢亢进为主要表现的一组疾病的总称，故通常所指的甲亢是一种临床综合征，而非具体的疾病。临床上以弥漫性毒性甲状腺肿最常见，其次还有结节性甲状腺肿伴甲亢、亚急性甲状腺炎伴甲亢等。

治疗方法主要有以下几种：

（1）一般治疗　应予适当休息，注意补充足够热量和营养，包括糖、蛋白质和 B 族维生素等。精神紧张、不安或失眠较重者，可给予安定类镇静剂。抗氧化剂和营养支持治疗对甲亢患者的恢复有益。有专家报道心理治疗也非常重要，特别是在甲亢症状缓解后。

（2）口服抗甲状腺药物治疗　包括硫脲类如甲硫氧嘧啶（MTU）和丙硫氧嘧啶（PTU）及咪唑类如甲巯咪唑（他巴唑，MMI）和卡比马唑（CMZ）。

（3）放射性^{131}I（碘 131）治疗　此法是利用甲状腺高度摄取和浓集碘的能力及^{131}I 释放出 β 射线对甲状腺的生物效应（β 射线在组织内的射程为 2mm，电离辐射仅限于甲状腺局部而不是累及毗邻组织），破坏滤泡上皮而减少甲状腺激素分泌。

（4）手术治疗　适用于中重度甲亢患者长期服药无效，停药后复发，或不愿长期服药者；甲状腺巨大，有压迫症状者。胸骨后甲状腺肿伴甲亢等；结节性甲状腺肿伴甲亢者，疑似与甲状腺癌并存者，儿童甲亢用抗甲状腺药物治疗效果差者。治愈率可达95%左右，复发率为0.6%~9.8%。

（5）其他治疗方法 锂制剂，如碳酸锂可以抑制甲状腺激素分泌；地塞米松可以抑制甲状腺激素分泌和外周组织T_4转换为T_3；β受体阻断剂抑制外周组织T_4转换为T_3；通过独立的机制（非肾上腺素受体途径）阻断甲状腺激素对心肌的直接作用。

综上所述，甲亢的治疗应根据患者的年龄、性别、病情轻重、病程长短、甲状腺病理、有无其他并发症或合并症，以及患者的意愿、医疗条件和医师的经验等慎重选用适当的治疗方案。药物方法应用最广，但仅能获得40%~60%的治愈率，余二者均为创伤性措施，治愈率较高，但缺点较多。

同位素治疗甲亢的适应证及不良反应有哪些？

放射性碘治疗甲亢具有迅速、简便、安全、疗效明显等优点，总有效率达95%，临床治愈率85%以上，复发率小于1%。第1次^{131}I治疗后3~6个月，部分患者如病情需要可做第2次^{131}I治疗。据报道同位素治疗甲亢不增加患者甲状腺癌和白血病等癌症的发病率；不影响患者的生育能力和遗传缺陷的发生率；^{131}I在体内主要蓄积在甲状腺内，对甲状腺以外的脏器，如心脏、肝脏、血液系统等不造成急性辐射损伤，可以比较安全地用于治疗患有这些脏器合并症的重度甲亢患者。但可能出现甲状腺功能减退、放射性甲状腺炎、导致突眼恶化等并发症。妊娠和哺乳期妇女禁用。若吸^{131}I率不高，使用同位素治疗可导致第二摄碘器官：胃肠道吸^{131}I过多，导致胃肠道反应。

碘在甲亢治疗中有什么作用?

主要作用是抑制甲状腺激素从甲状腺释放。适应证：①甲状腺次全切除术的准备；②甲状腺危象；③严重的甲状腺毒性心脏病；④甲亢患者接受急诊外科手术。

锂制剂在治疗甲亢中有什么作用?

碳酸锂可以抑制甲状腺激素分泌。与碘剂不同的是，它不干扰甲状腺对放射碘的摄取。主要用于对于抗甲状腺药物和碘剂都过敏的患者，临时控制他们的甲状腺毒症。碳酸锂的这种抑制作用随时间延长而逐渐消失。剂量300~500mg，每8小时一次。因为锂制剂的毒副作用较大，仅适用于短期治疗。

激素在甲亢治疗中起什么作用?

糖皮质激素可以抑制甲状腺激素分泌和外周组织 T_4 转换为 T_3，常用剂量是2mg，每6小时一次。丙硫氧嘧啶（PTU）、饱和碘化钾（SSKI）和地塞米松三者同时给予严重的甲状腺毒症患者，可以使其血清 T_4 的水平在24~48小时内恢复正常。本药主要用于甲状腺危象的抢救。

治疗甲亢的口服药物适应证有哪些?

口服药物治疗甲状腺功能亢进（甲亢）适用于以下方面：

（1）内科药物治疗 适用于轻症和不宜手术或 [131]I 治疗者，如儿童、青少年及术后复发而不适于 [131]I 治疗者可用。开始治疗给大剂量以对甲状腺激素合成产生最大抑制作用。经1~3个月后症状明显减轻，当基础代谢率接近正常时，药量即可递减，直至维持量，疗程1~2年。

（2）手术前准备　为减少甲状腺次全切除手术患者在麻醉和手术后的合并症，防止术后发生甲状腺危象。在手术前应先服用硫脲类药物，使甲状腺功能恢复或接近正常。然后于术前2周加服碘剂，以利手术进行及减少出血。

（3）甲状腺危象的治疗　甲状腺危象的患者可因高热、虚脱、心力衰竭、肺水肿、电解质紊乱而死亡。此时除主要应用大剂量碘剂和采取其他综合措施外，大剂量硫脲类可作为辅助治疗，以阻断甲状腺激素的合成。

（4）普萘洛尔等也是甲亢及甲亢危象时有价值的辅助治疗药，用于不宜用抗甲状腺药，不宜手术及^{131}I治疗的甲亢患者。主要通过其阻断β受体的作用而改善甲亢的症状。此外还能抑制外周T_4脱碘成为T_3，因T_3是主要的外周激素，故这一作用有助于控制甲亢。

（5）β受体阻断药不干扰硫脲类药物对甲状腺的作用，且作用迅速，对甲亢所致的心率加快，心收缩力增强等交感神经活动增强的表现很有效。但单用时其控制症状的作用有限。若与硫脲类药物合用则疗效迅速而显著。

治疗甲亢的药物主要有哪几种？

主要有硫脲类及咪唑类

（1）硫脲类　主要有甲硫氧嘧啶（MTU）和丙硫氧嘧啶（PTU）。

（2）咪唑类　主要有甲巯咪唑（他巴唑，MMI）和卡比马唑（CMZ）。

这两类药物作用机制基本相同，均可被甲状腺逆浓度差"捕获"而聚集在甲状腺内，都可抑制甲状腺激素的合成如抑制甲状腺球蛋白及酪氨酸残基的碘化，抑制一碘或二碘酪氨酸的偶联缩合反应，抑制免疫球蛋白的生成、淋巴因子和氧自由基的释放，使甲状腺刺激性抗体（TSAb）下降。其中丙硫氧嘧啶（PTU）还抑制甲状腺内及外周组织 $5'$-脱碘酶活性，减少 T_4 向 T_3 的转换。

其优点是：①疗效较肯定；②不会导致永久性甲减；③方便、经济、使用较安全。

其缺点是：①疗程长，一般需 $1\sim2$ 年，有时长达数年；②停药后复发率较高，并存在原发性或继发性失败可能；③可伴发肝损害或粒细胞减少症等。

甲巯咪唑与丙硫氧嘧啶在疗效上有何区别?

甲巯咪唑（MMI）又称他巴唑，它和丙硫氧嘧啶（PTU）均是目前医院经常配用的口服抗甲状腺药物，两者都是通过抑制甲状腺合成甲状腺激素来达到治疗目的的。两者口服后经胃肠道吸收进入血液，但药物的半衰期（即药物从血中被清除的时间）不一样。丙硫氧嘧啶（PTU）口服后吸收迅速，生物利用度约为 80%，血浆蛋白结合率约为 75%，主要在肝内代谢，但其半衰期较短，仅为 60 分钟，在体内分布较广，易进入乳汁和通过胎盘。而甲巯咪唑半衰期较长，约为 4.7 小时，但在甲状腺组织中药物浓度可维持 $16\sim24$ 小时。其疗效与甲状腺内药物浓度有关，而后者的高低又与每日给药量呈正相关。每日给药 1 次（30mg）与每日给药 3 次（每次 10mg）一样，都可发挥较好的疗效。因此丙硫氧嘧啶必须 $6\sim8$ 小时服药一次，而甲巯咪唑不仅血中的半衰期长，在甲状腺内停留的时间也较长，可以每天单次服用。丙硫氧嘧啶还具有抑制外周组织中的甲状腺素（T_4）转换为三碘甲状腺原氨酸（T_3）作用，故起效较快，在发生甲亢危象时，可首选使用。一些自身免疫性疾病（包括弥漫性毒性甲状腺肿）的病因和发病机制与自由基诱发的氧化应激有关。未经治疗的弥漫性毒性甲状腺肿患者的血清脂质过氧化酶活性增强，血浆巯基和巯基裂解物水平下降，细胞内抗氧化酶活性增加，而细胞外的自由基清除系统活性不足。甲亢患者用甲巯咪唑（MMI）治疗后，可逆转这些异常。

抗甲状腺药物有哪些不良反应?

多数甲亢患者对抗甲状腺药无不良反应，少数人可发生过敏现象，如出现皮疹、瘙痒和关节痛等，还可发生中毒性肝病和血管炎。值得重视的不良反应是白细胞或粒细胞减少（<1%），严重者可发生粒细胞缺乏（在0.5%以下），易诱发感染威胁患者健康和生命安全。丙硫氧嘧啶、甲巯咪唑等可引起白细胞减少症，一般发生在用药后的头几个月。粒细胞缺乏症发病有两种方式，一种是突然发生，一般不能预防。另一种是逐渐发生，一般先有白细胞减少，如果继续用药，可以转变成粒细胞缺乏症。甲巯咪唑（MMI）的不良反应是剂量依赖性的，丙硫氧嘧啶（PTU）的不良反应则是非剂量依赖性的，两药的交叉反应发生率为50%。甲亢在病情还未被控制时也可以引起白细胞减少，所以应当在用药前常规检查白细胞数目作为对照。通常不需要停药，减少抗甲状腺药物剂量，加用一般升白细胞药物，如维生素 B_4、鲨肝醇、利血生等，必要时用激素治疗。在用药期间，可以每周查1次白细胞，如果白细胞数少于 $3 \times 10^9/L$ 时，一般需停药观察，如果白细胞数在 $(3 \sim 4) \times 10^9/L$，应每 $1 \sim 3$ 天查1次，并用升白细胞的药物，最好换用另一种抗甲状腺药物。经过上述措施处理后，白细胞仍然下降，则需停用抗甲状腺药物，改用其他方法治疗甲亢。

皮疹和瘙痒的发生率为10%，用抗组胺药物多可纠正。如皮疹严重应停药，以免发生剥脱性皮炎。出现关节疼痛者应当停药，否则会发展为"抗甲状腺药物关节炎综合征"。

中毒性肝病的发生率为 0.1% ~0.2%，多在用药后 3 周发生。表现为变态反应性肝炎，转氨酶显著上升，肝脏穿刺可见片状肝细胞坏死，死亡率高达 25% ~30%。丙硫氧嘧啶（PTU）引起的中毒性肝病与丙硫氧嘧啶（PTU）引起的转氨酶升高很难鉴别。丙硫氧嘧啶（PTU）可以引起 20% ~30% 的患者转氨酶升高，升高幅度为正常值的 1.1 ~1.6 倍。另外，甲亢本身也有转氨酶升高，在用药前检查基础的肝功能，以区别是否是药物的不良反应。还有一种罕见的甲巯咪唑（MMI）导致的胆汁淤积性肝病。肝脏活体检查肝细胞结构存在，小胆管内可见胆汁淤积，外周有轻度炎症。停药后本症可以完全恢复。

血管炎的不良反应罕见，由丙硫氧嘧啶（PTU）引起的多于甲巯咪唑（MMI）。血清学检查符合药物性狼疮：抗中性粒细胞胞浆抗体（ANCA）阳性的血管炎主要发生在亚洲患者，与服用丙硫氧嘧啶（PTU）有关。这些患者的大多数存在抗髓过氧化物酶-抗中性粒细胞胞浆抗体。这种抗体与髓过氧化物酶结合，形成反应性中间体，促进了自身免疫炎症。ANCA 阳性的血管炎多见于中年女性，临床表现为：急性肾功能异常、关节炎、皮肤溃疡、血管炎性皮疹、鼻窦炎、咯血等。停药后多数病例可以恢复。少数严重病例需要大剂量糖皮质激素、环磷酰胺或血液透析治疗。

抗甲状腺药物可以联合应用吗？

抗甲状腺药物可以联合应用。甲亢危象积极抢救时，抑制甲状腺激素合成首选丙硫氧嘧啶（PTU），首次剂量 600mg 口服或经胃管注入。服丙硫氧嘧啶（PTU）后 1~2 小时再加用复方碘溶液，首剂 30～60 滴，以后每 6～8 小时 5～10 滴。丙硫氧嘧啶（PTU）、碘剂、β 受体阻断剂和糖皮质激素均可抑制组织中 T_4 转换为 T_3。如甲亢危象是由于甲状腺炎或应用过量甲状腺激素制剂所致，用碘剂迅速抑制 T_4 转换为 T_3 比抑制甲状腺激素合成更重要。而且，大剂量碘剂还可抑制 T_3 与细胞受体结合。

抗甲状腺药物初始剂量是怎样确定的？

抗甲状腺药物治疗长程治疗分初治期、减量期及维持期，按病情轻重决定剂量。初治期：甲硫氧嘧啶（MTU）或丙硫氧嘧啶（PTU）300～450mg/天，或甲巯咪唑（MMI），或卡比马唑（CMZ）30～40mg/天，分 2～3 次口服。至症状缓解或血甲状腺激素恢复正常时即可减量。

为什么服药期间甲亢还会复发？

内科长期抗甲状腺药物治疗是目前甲亢治疗的主要方法之一，具有适应面广泛，各种年龄的患者都能采用，用药或停药后不遗留后遗症等特点，但用药时间较长，停用药后的复发率相对较高。

造成复发的原因可能是：病例选择不当，如甲状腺比较大，治疗过程中甲状腺无明显缩小；或结节性甲亢；或恶性突眼，治疗中突眼无明显改善；疗程太短，甲亢一控制就自行停药；服药断断续续，没有坚持连续服药；服药期间，加服大量含碘中药，或进食大量含碘食物；停药时没有经过专科医生同意，没有做有关实验室检查。如甲状腺摄[131]碘率高，不被甲状腺片所抑制，或抗甲状腺球蛋白抗体（TgAb）、抗甲状腺微粒体抗体（TMAb）高于正常，促甲状腺激素受体抗体（TRAb）阳性者，即使疗程很长，停药后往往要复发。

为什么有些患者在服药治疗甲亢期间甲状腺会增大？

在长期服药期间，甲状腺激素合成逐渐减少，而当出现了甲状腺激素低于正常水平，就会促使脑垂体分泌的促甲状腺激素代偿性分泌增加。促甲状腺激素的作用之一，是促使甲状腺增大。在用抗甲状腺药物治疗时，一些甲亢患者随着病情的好转，甲状腺会增大，这不是甲亢病情的加重，而是抗甲状腺药物作用太强的反应，在适当减少抗甲状腺药物的用量，并加用一些甲状腺激素制剂，甲状腺就会缩小。为了预防这种情况的发生，在服用抗甲状腺药物治疗期间，一定要定期到医院抽血化验，监测甲状腺功能。

甲亢复发之后还能继续服用抗甲状腺药物吗？

甲亢患者经抗甲状腺硫脲类药物治疗后，还有大约 50% 患者会出现甲亢复发。对于甲亢复发的患者该怎么进行治疗呢？首先要分析甲亢复发的原因。在结合患者具体情况分析其复发原因后，可以选用以下 3 种方法之一进行治疗：

（1）继续用抗甲状腺硫脲类药物治疗　如果甲状腺比较小，病情较轻等是抗甲状腺硫脲类药物治疗的适应证，还可以继续用抗甲状腺硫脲类药物作为决定性治疗，但要纠正引起甲亢复发的原因，如断续服药，疗程太短，停药时不经专科医生同意等。否则，再用这种方法治疗，治疗的效果较差。如再用 1 个疗程的药物治疗，停药后其中 2/3~3/5 的患者仍会复发，疗效显然不如初次发病的甲亢患者效果那么好，不过延长疗程可以降低甲亢的复发率，疗程越长复发率越低，有报道，连续服药 6 年，复发率可降低至 2.8%。

（2）甲状腺次全切除术治疗　甲亢复发的患者改用甲状腺次全切除术治疗，术后的长期缓解率即临床治愈率可达 90% 左右，显然比再用抗甲状腺药物治疗的效果好。当然，手术的危险性和一些并发症需要加以考虑。

（3）放射性[131]I碘治疗　这种治疗方法对甲亢复发的病例效果也很好，但对年轻的患者不太适宜，因为日后发生甲状腺功能减退的病例相对较多。

长期服用抗甲状腺药物会影响患者的健康吗？

所谓长期服用抗甲状腺药物，是指诊断为甲亢后不间断地连续用药 1~2 年。有时，由于患者的具体情况不同或者病情的变化，服药的时间也可能有延长或缩短。抗甲状腺药物进入人体以后，在肝脏里代谢，然后经肾脏排出体外。在长期用药期间，尤其是刚开始治疗，药物用量较大时，一定要经常检查肝脏功能，观察有无受到损害，以便及时采取相应的治疗对策。服用抗甲状腺药物引起肾脏损害，临床上不多见。

抗甲状腺药物另一个不良反应是对血液系统的影响，最严重的是引起白细胞减少或缺乏。这种影响通常在用药以后的 1~3 个月内最突出。所以，长期服药的患者，尤其是治疗的最初阶段，应该定期检查白细胞的变化，并根据病情及时处理。

尽管有这些问题，但总体来说，只要严格按医嘱服药，密切观察，长期使用抗甲状腺药物还是安全的，不会对患者的身体造成损害。

服用抗甲状腺药物时需要定期检测哪些指标？

甲亢患者如果采用内科抗甲状腺药物治疗，在整个治疗过程中，必须与医生密切配合，定期到医院就诊。因硫脲类和咪唑类抗甲状腺药物可能会引起粒细胞减少［甲硫氧嘧啶（MTU）多见，甲巯咪唑（MMI）次之，丙硫氧嘧啶（PTU）最少］，严重时可致粒细胞缺乏症。前者多发生在用药后2~3个月内，也可见于任何时期。要密切注意血液中白细胞的变化，应该经常进行甲状腺功能检查，若在治疗初期，则至少每月应做一次检查，以后病情平稳时，可每2~3个月做一次检查。

中毒性肝病的发生率较低，约为0.1%~0.2%，但可引起转氨酶显著上升，肝脏穿刺可见片状肝细胞坏死。故在用药前要检查基础的肝功能，用药期间检测肝功能有无改变。

血管炎的不良反应罕见，多数患者无血管炎的临床表现，故有条件者在使用抗甲状腺药物治疗前应先检查抗中性粒细胞胞浆抗体（ANCA），对长期使用丙硫氧嘧啶（PTU）治疗者定期监测尿常规和抗中性粒细胞胞浆抗体（ANCA）。

甲亢症状控制后可以立即停药吗？

甲亢的药物治疗通常所需时间约为2年。根据病情不同可长可短。根据以往的观察发现，用抗甲状腺药不足1年的，停药后复发的机会比用药在1年以上者明显增高，而用药时间超过2年的，其复发率并不比用药2年者少多少。因此，为期1年半到2年的用药时间，对多数甲亢患者是较为合适的。甲亢的长程治疗分初治期、减量期和维持期，按病情轻重决定剂量。初治期：甲硫氧嘧啶（MTU）或丙硫氧嘧啶（PTU）300~450mg/天，或甲巯咪唑（MMI），或卡比马唑（CMZ）30~40mg/天，分2~3次口服。至症状缓解或血甲状腺激素恢复正常时即可减量。减量期：约每 2~4 周减量一次，甲硫氧嘧啶（MTU）或丙硫氧嘧啶（PTU）每次减 50~100mg，甲巯咪唑（MMI）或卡比马唑（CMZ）每次减 5~10mg，待症状完全消除，体征明显好转后再减至最小维持量。维持期：甲硫氧嘧啶（MTU）或丙硫氧嘧啶（PTU）50~100mg/天，甲巯咪唑（MMI）或卡比马唑（CMZ）5~10mg/天，如此维持 1.5~2 年。必要时还可在停药前将维持量减半。疗程中除非有较严重反应，一般不宜中断，并定期随访疗效。治疗中如症状缓解而甲状腺肿或突眼反而恶化时，抗甲状腺药物可酌情减量，并可加用 $L-T_4$ 25~100μg/天或干甲状腺 20~60mg/天。长程（长于 1 年半）治疗对轻、中度患者的治愈率约为 60%；短程（<6 个月）治疗的治愈率约为 40%。在停药后 3 个月~1 年内易复发。所以，即使甲亢症状控制后，也不宜立即停药。

抗甲状腺药物的剂量需要定期调整吗？

临床有些治疗药物，可以不用调整剂量，但服用抗甲状腺药物时，其剂量需要定期调整。在长期服用抗甲状腺药治疗甲亢时，应该在医生的指导下，按照不同的病情。不同的治疗时期，随时调整药物的剂量。

用抗甲状腺药治疗甲亢，起初阶段病情较重，用药的剂量较大，以便尽快的将病情控制住。而当病情好转后，需要把药量逐渐减下来。在长期用药过程中，如果病情有起伏，则要根据病情变化，及时增加或者减少药量。在进入维持治疗的阶段后，应该是力争用较小剂量的药物，去实现病情的稳定控制。

甲亢治疗期间出现药物性甲减的信号是什么?

在抗甲状腺药物治疗的过程中，由于减药不及时，一些患者会出现一过性药物性甲减，表现为甲状腺肿大更加明显，手、足浮肿，怕冷等病状，实验室检查中促甲状腺激素明显升高，有些患者出现弥漫性毒性甲状腺眼病或眼病加重，此时正是药物性甲减容易出现的时候，及时减药或同时加服甲状腺片可以避免药物性甲减，不需停药。药物性甲减是暂时的，减药或停药后，药物性甲减可以缓解，但也有极少数患者出现永久性甲减，即使停药也不能缓解甲减。这些患者可能实际上为慢性甲状腺炎合并甲亢，即使不进行抗甲状腺药物治疗也会出现甲减。

甲亢患者在治疗期间出现脱发如何处理?

治疗甲亢患者的休止期脱发关键在于去除脱发的原因，也就是抓紧治疗甲亢本身，如果甲亢病得到控制，头发就会重新长出来的，因为患者头皮的毛囊没有完全破坏。适当地口服胱氨酸、维生素E以及中药六味地黄丸等也有利于头发的复生。对斑秃患者除上述治疗外，还可以局部注射泼尼松龙混悬液和2%利多卡因各1ml混合液，在秃发区分点注射，每点注射0.1ml，每周注射一次，共3~4次，可促使新发逐渐生长。

中医学认为该病不仅存在肝肾不足，而且大多由脾胃湿热上蒸所引起。临床治疗可从两方面着手：脾胃湿热型患者头发较油腻，常伴有腹胀，大便不爽，治疗需从健脾祛湿入手，平时宜用硫黄乳膏或硫黄皂洗发，饮食上可多服用山楂、山药、薏米、茯苓饼类，不要过食肥肉和辛辣之品；血热风盛型主要因肝肾阴虚血燥，头发失于濡养所致，症状为头发干燥枯黄，稀疏脱落，头皮屑较多，治疗应以凉血消风润燥为主，宜口服中成药杞菊地黄丸，以滋阴清热，可于每天早餐喝一杯黑芝麻糊，平时应多吃核桃、黑豆类滋补肝肾、养颜荣发之品。在治疗的同时需忌辛辣、烟酒、糖类和油腻之品，还需注意生活调理。

甲亢治疗期间出现关节疼痛可能是什么原因？

有些甲亢患者，在甲亢还没有控制之前，或者在服用抗甲状腺药物治疗期间，出现关节疼痛。这种疼痛可以发生在单个关节，也可以是几个大小关节都受影响。由于甲亢对于身体的影响是多方面的，其中也包括骨骼系统，如可以有骨质疏松、增生性的骨膜下骨炎等骨骼系统的病变，因此导致患者出现关节疼痛。这时应该积极进行原发病的治疗，当甲亢控制后，对骨骼系统的影响减轻，关节疼痛也会逐渐的缓解。而也有极少数患者的关节疼痛有可能是抗甲状腺药物的不良反应引起的，这在减少或停止使用这种抗甲状腺药物以后，关节疼痛就能自然好转。还有的患者出现关节疼痛的原因，则可能是同时伴随有风湿性或类风湿性关节炎、肩关节周围炎等骨骼系统疾病。尚有丙硫氧嘧啶（PTU）可引起自身免疫性血管炎，也可导致关节炎，应注意鉴别。一般来说，甲亢患者出现关节疼痛，应立即就医，进行适当的检查，以明确引起的原因，及时处理。

甲亢治疗期间感冒是否需停用抗甲状腺药物？

感冒是病原体引起的上呼吸道感染，感染是诱发甲亢危象的常见原因，约3/4的内科性甲亢危象是由感染引起的，其中又以上呼吸道感染多见。感染可使血中甲状腺激素结合蛋白浓度减少，与其结合的甲状腺激素解离，血中游离的甲状腺激素增多，这可能是部分甲亢危象患者发病的原因。

甲亢患者如果感冒了应该及时到医院就诊，检查感冒是由什么原因引起的。若是甲亢合并感染性疾病，应接受相应的抗感染及对症治疗，并且在治疗期间，不仅不能停用原先的抗甲状腺药物，相反可能还要增加抗甲状腺药物的剂量，等感冒好转或痊愈后，再恢复到原来的剂量。然而，若感冒是由于服用抗甲状腺药物产生的不良反应，比如白细胞减少、肝功能受损，机体的抵抗力下降引起的，此时应立即停止服用抗甲状腺药物，并积极进行对症处理。

甲亢指标未痊愈能做手术吗？

外科手术是治疗甲亢的方法之一，通常是将患者甲状腺次全切除，减少甲状腺激素的合成及释放，从而达到治疗的目的。但是，并不是所有的甲亢患者都能进行外科手术治疗。患者若伴有严重浸润性突眼或合并较重心脏、肝、肾疾病，不能耐受手术及妊娠前 3 个月和第 6 个月以后者则不能进行手术治疗。

即使患者无手术禁忌证，甲状腺肿大相对明显，仍不能立即进行手术治疗，必须等到甲亢病情已经基本控制后，方能考虑进行外科手术治疗。甲亢病情的基本控制是指：患者感觉的甲亢高代谢症状不明显，实验室检查结果大致正常。若甲亢病情尚未控制即进行外科手术治疗，此时功能亢进的甲状腺已合成及释放大量的甲状腺激素，加上手术本身的应激、手术挤压甲状腺以及麻醉等因素，使大量甲状腺激素释放进入血液中，有可能会引发甲亢危象。甲亢危象是甲亢最严重的并发症之一，危及患者生命。

因此，在甲亢外科手术治疗前，应做好充分的术前准备，服用抗甲状腺药物使甲亢病情得到基本控制，从而尽可能地降低手术的风险，避免甲亢危象的发生，为患者解除病痛。

服用抗甲状腺药物时如果白细胞下降怎么办？

口服抗甲状腺药物治疗甲亢的不良反应主要有白细胞减少（甲硫氧嘧啶多见，甲巯咪唑次之，丙硫氧嘧啶最少），发生率约为10%，严重时可致粒细胞缺乏症。粒细胞减少多发生在用药后2~3个月内，也可见于任何时期。白细胞是机体重要的防御武器，能抵抗外来病毒、细菌等病原体的入侵，减少感染性疾病的发生。正常人外周血液中白细胞总数为（$4.0 \sim 10.0$）$\times 10^9$/L。当白细胞计数 $<4.0 \times 10^9$/L 时称为白细胞减少。中性粒细胞在白细胞中占绝大部分（50%~70%），当中性粒细胞绝对计数 $<2.0 \times 10^9$/L时称为轻型粒细胞减少，$<0.5 \times 10^9$/L 时称为粒细胞缺乏症，为重症粒细胞减少症，极易发生严重的难以控制的感染、败血症、休克，甲亢患者甚至会出现甲亢危象，危及生命。因此，患者在口服抗甲状腺药物治疗前一定要化验血常规，明确服药前粒细胞的状态，在治疗的2~8周内每周检查1次血常规，2个月后每2~4周复查1次血常规，以避免严重粒细胞缺乏症的发生。

甲亢患者服用抗甲状腺药物治疗期间，发现有白细胞减少，需要注意区分白细胞减少是甲亢本身所致，还是服用抗甲状腺药物所致。如果出现轻度白细胞减少不必停药，但应加强观察，可以口服促进白细胞增生的药，复查血常规；如果外周血白细胞低于 3×10^9/L 或中性粒细胞低于 1.5×10^9/L，应当停药，并应严密观察，试用升白细胞药物如维生素 B_4、利血生及粒细胞集落刺激因子等，必要时适当给予糖皮质激素治疗。此时如果不及时处理，白细胞或中性粒细胞计数有可能会进一步下降，机体的防御功能严重受损，会给患者带来较为严重的后果，导致感染，甚至是严重的感染。当出现感染性休克、甲亢危象时，患者则会有生命危险，此时应根据药敏及时合理应用抗生素，控制感染。如果患者服药期间出现外周血白细胞或中性粒细胞减少，同时伴有发热、咽痛、皮疹、乏力、关节疼痛等症状疑为粒细胞缺乏症时，须立即停药，紧急处理挽救患者生命。待患者白细胞恢复后，可以单独用较大剂量的普萘洛尔治疗一段时间，等到病情好转后，再考虑改用其他方法治疗。

肝功能损害的甲亢患者能用抗甲状腺药物治疗吗？

目前我国甲亢患者常用的口服抗甲状腺药物主要有两大类：咪唑类和硫脲类，它们都存在有损害肝功能的潜在不良反应。这些抗甲状腺药物经口服后被吸收入血，主要在人体的肝脏内进行代谢，若甲亢患者本身就合并有肝功能损害，则其机体对药物的代谢能力会有不同程度的下降，口服抗甲状腺药物后其肝功能可能会进一步受到损伤，从而出现转氨酶升高、黄疸等。因此，存在肝功能损害的甲亢患者选择治疗方案时应慎重考虑，明确服用抗甲状腺药物治疗可能会带来的对身体的损伤。在选择使用抗甲状腺药物治疗时，原先有肝功能损害的甲亢患者与无肝功能损害的甲亢患者相比，剂量应适当减少，用药的时间间隔也应该适当延长，在服药期间应该定期复诊，密切观察肝功能的变化，及时处理，若出现中毒性肝炎应立即停药抢救。此外，严重肝功能损害患者禁止使用丙硫氧嘧啶，因为丙硫氧嘧啶本身有可能导致严重的肝脏损害，可能危及原先合并严重肝功能损害的甲亢患者的生命。对于这些肝功能严重损害的患者，不能使用抗甲状腺药物治疗，应该先行保肝治疗，待肝功能恢复到一定程度后，比如在转氨酶及蛋白趋于正常的时候，可以考虑使用放射碘治疗或者外科手术治疗。

当口服抗甲状腺药物过敏时应该怎么办？

口服抗甲状腺药物如甲巯咪唑或丙硫氧嘧啶治疗甲亢时，少数患者会出现过敏反应，常见轻的过敏反应表现为皮肤瘙痒，或有皮疹，疹子多半如同小米粒一样，也可能是一团一团的"风疹块"，及医学上所说的荨麻疹。一旦出现反应，患者就会感到不舒服，生活质量下降，对治疗产生抵触，可能会影响治疗的继续进行。但是，患者如果不注意即使是较轻的过敏反应，也可能进一步发展为严重的过敏反应。遇到这些情况，应尽早去医院诊治。可以通过一些抗过敏的药物如抗组胺药，或者改用其他类型的抗甲状腺药物后，或者可以根据患者的病情选择使用普萘洛尔、锂盐等药物治疗，症状就会缓解。一般来说，患者出现的这种反应，绝大部分是轻微的，经过处理后可完全恢复正常。当皮疹严重时应该及时停药，以免发生剥脱性皮炎。有严重过敏反应的甲亢患者在停药、进行抗过敏治疗病情好转后，应选择放射碘治疗或者外科手术治疗甲亢。另外，现在对于弥漫性甲状腺肿（GD）的患者，口服抗甲状腺药物过敏时，可以采用介入栓塞治疗。

口服抗甲状腺药物治疗的同时还需要其他辅助药物治疗吗？

甲亢患者在服用抗甲状腺药物以后，体内甲状腺激素的合成会逐渐减少，但对于甲状腺内已经合成的甲状腺激素，抗甲状腺药物则起不了什么作用。因此，甲状腺内已经合成的甲状腺激素，依然会不断地进入血液，在体内逐步被代谢，失去相应的作用后，患者的甲亢症状才能逐渐得到控制。所以，在甲状腺激素过多时，患者出现的主要问题是有心慌、手抖、出汗等交感神经过度兴奋的症状，此时，可联合应用 β 受体阻断剂如普萘洛尔（心得安）等药物来阻断甲状腺激素对心脏的兴奋作用，并且阻断外周组织 T_4 向 T_3 转化，以利于缓解以上症状。同时为了应对甲亢时的高代谢症状，患者应该适当补充些维生素，尤其是 B 族维生素，精神紧张或失眠者可给予镇静剂，闭经或绝经后妇女可补充适量雌激素。也有研究表明，锂盐能降低甲状腺球蛋白水解或降低甲状腺内腺苷酸环化酶的活性，抑制环磷腺苷的效应，阻止甲状腺释放碘化物和甲状腺激素，并抑制周围 T_4 转变为 T_3，使血清中 T_3 水平下降。锂盐治疗甲亢症的机制为抑制甲状腺激素的释放，作用迅速，可与甲巯咪唑合用弥补其起效较慢的不足。另外当患者有突眼、脖子较粗时，可以适当给予糖皮质激素、左甲状腺素、生长抑素等治疗。

为什么有的患者在治疗期间需要应用糖皮质激素?

肾上腺糖皮质激素具有广泛的作用，有的甲亢患者在治疗期间采用糖皮质激素进行治疗，主要是基于以下几方面的原因：①糖皮质激素可以抑制甲状腺素（T_4）在周围组织中转变为三碘甲状腺原氨酸（T_3）。虽然 T_4 和 T_3 都是体内主要的具有生物学作用的甲状腺激素，但 T_3 的生物学作用远远比 T_4 更强大，用药后可以使 T_3 生成减少；②碘是合成甲状腺激素的原料，糖皮质激素可以在一定程度上减少甲状腺对碘的摄取，从而减少体内甲状腺激素的合成；③糖皮质激素可以直接作用于甲状腺，减少甲状腺内已合成的甲状腺激素释放到血液，降低血液中甲状腺激素的水平；④糖皮质激素具有非特异性的抗炎作用，如突眼患者，用药后可以使眼部的炎症减轻；⑤糖皮质激素具有免疫抑制作用，甲亢为自身免疫性疾病，故有病因治疗作用。

正是由于糖皮质激素的这些有益的作用，当患者使用以后，甲亢病情会好转，患者的生活质量提高。即使如此，现在医生很少首先选择单独使用糖皮质激素治疗甲亢，或者在用抗甲状腺药物的同时，常规加用糖皮质激素治疗。这主要是因为甲亢的治疗是一个漫长的过程，如果长期使用大剂量的糖皮质激素来治疗甲亢，将不可避免地出现许多糖皮质激素引起的不良反应，这显然得不偿失。因此，用糖皮质激素治疗甲亢不能作为一般通用的方法。目前，通常只有在甲亢伴有严重的突眼、发生了甲亢危象时，才考虑加用糖皮质激素。

甲亢患者在何种情况下可以应用碘剂治疗？

在临床上用于甲状腺疾病治疗的碘剂主要有卢戈液（Lugol's solution）、碘化钾（KI）和饱和碘化钾液（SSKI）。碘剂中的无机碘离子可抑制碘在甲状腺的转运、有机结合和甲状腺激素分泌，还可使甲状腺组织的血流减少，组织变得坚实，有利于手术的施行。碘剂目前主要用于以下两种情况：①甲状腺手术，尤其是弥漫性毒性甲状腺肿的术前准备，手术前的短期用碘，可以迅速抑制甲状腺激素的合成和释放，又使甲状腺组织变硬，可以减少手术中的出血的机会，方便手术操作；②甲亢危象的抢救，给予抗甲状腺药物后，再给予大剂量的碘，可抑制甲状腺内的激素向血液中释放，使血液中的甲状腺激素水平迅速下降，从而控制症状。但是碘剂不宜用于甲状腺毒性腺瘤和毒性多结节性甲状腺肿（TMG）的治疗。做甲状腺[131]I碘摄取率或核素扫描检查前，或放射性碘（RAI）治疗前亦应禁用碘剂一段时间，以免影响检查和治疗。

甲亢患者不能自行轻易服用碘剂，必须严格按照医生的要求服用。不适当地应用碘剂，不但会影响甲状腺功能的检查，延缓抗甲状腺药物使用后的疗效，干扰放射性碘的治疗，甚至会引起碘甲亢和毒性结节性甲状腺肿，也有可能发生碘相关性甲状腺炎。

治疗甲亢时服用普萘洛尔的目的是什么？

普萘洛尔（心得安）属于一种 β 受体阻断剂，是治疗心血管疾病的常用药物。普萘洛尔可以减慢心率，降低心输出量，它的这些作用可以缓解甲亢患者过量甲状腺激素作用下心脏兴奋的症状，比如心慌、胸闷、气短等。普萘洛尔的这种作用，服用其他一些 β 受体阻断剂，如美托洛尔（倍他乐克）、阿替洛尔，虽然同样可以达到类似的效果，但是，普萘洛尔还有一种其他 β 受体阻断剂所没有的独特作用，就是它可以抑制甲状腺素（T_4）在周围组织转变为三碘甲状腺原氨酸（T_3）。虽然 T_4 和 T_3 都是体内主要的具有生物学作用的甲状腺激素，但是 T_3 的生物学作用远比 T_4 强大，约比 T_4 高出 3～5 倍。正常情况下，血液中 T_4 主要来自甲状腺分泌，80% 的 T_3 则来自 T_4 在周围组织中经过脱碘作用转变而来。服用普萘洛尔不仅可以有效控制甲亢时的心血管系统症状，而且可以通过抑制 T_3 的生成，控制甲亢的病情。因此，从 20 世纪 80 年代后普萘洛尔就作为一种有效的辅助药物，广泛地应用于甲亢的治疗，其中还包括了出现甲亢危象这种紧急情况时的使用。但需要注意的是，如果患者有哮喘病史时，则不能用盐酸普萘洛尔，因为它可以使哮喘加重，此时可选用 β_1 受体阻断药，如美托洛尔。

在临床上，对于一些病情比较轻的患者，单独使用盐酸普萘洛尔可以使甲亢得到控制，对于病情在中、重度的甲亢，只能采用咪唑类或者硫脲类药物和盐酸普萘洛尔的联合用药方式，才能迅速缓解甲亢症状。在一些特殊情况下，如患者用抗甲状腺药物后有白细胞明显减少等严重反应，可以单独用较大剂量的普萘洛尔治疗一段时间，等到病情好转后，再考虑改用其他方法治疗。

治疗甲亢期间增加左甲状腺素的目的是什么？

医生在给一些患者用抗甲状腺药物治疗甲亢的同时，还给予了左甲状腺素（$L-T_4$，优甲乐），此时患者通常会感到困惑，自己已经得了甲亢，体内的甲状腺激素本来就比正常人高很多，为什么医生还要求同时服用甲状腺激素呢？目前认为在甲亢症状基本控制，进入减药期时，同时合用小剂量的甲状腺激素不仅可以防止出现药物性甲减，并且能够减少停药后的甲亢复发。甲状腺激素还可以作为抗甲状腺药物的辅助治疗，调整下丘脑－垂体－甲状腺轴的调节关系，防止某些并发症（如突眼或脖子增粗等）的发生。这是因为，甲状腺激素既可以抑制在抗甲状腺药物治疗期间 TSH 升高所致的 TRAb 产生，又能直接作用于产生 TRAb 的 B 淋巴细胞从而抑制 TRAb 的产生。此外，口服抗甲状腺药物与 $L-T_4$（优甲乐）合并使用还可以预防粒细胞减少的发生。因此，当出现下面几种情况时，应该考虑同时加用甲状腺激素进行治疗：①在发生甲亢的同时，患者眼睛突出症状就很明显，或者随着治疗进行眼睛损害进行性加重；②患者在抗甲状腺药物治疗前或者治疗期间，甲状腺明显增大；③在使用抗甲状腺药物治疗过程中，出现了甲状腺功能减低的临床表现或者检查结果；④处于生长发育期的儿童和青少年。⑤左甲状腺素也能抑制甲状腺激素的释放。

为什么甲亢患者在服用抗甲状腺药物前需要测定肝功能和血常规？

甲亢可并发许多疾病，影响全身各大系统，如消化系统、血液系统等。由于甲亢本身也会引起肝功能异常和白细胞减少，医生建议，在药物治疗前，患者应先检查肝功能和血常规，这样才能正确判断服药后血液指标的变化是否为药物所致。

在甲亢治疗过程中，也需要定期监测肝功能和血常规。抗甲状腺药物最主要的副作用是引起皮疹、肝功能损害和粒细胞缺乏，特别是在用药最初3个月内，主要表现为肝酶及胆红素增高，中性粒细胞减少或粒细胞缺乏。若定期检测肝功能和血常规，就可以及时发现药物副作用，及早予以相应处理，否则严重肝损伤可以诱发肝功能衰竭，严重粒细胞缺乏可以导致严重感染、多脏器衰竭，甚至危及生命。所以，在用药最初3个月内检测肝功能和血常规是很重要的。值得一提的是，甲亢复发的患者，即使原先服用的药物没有任何副作用，但重新服药后也有可能发生白细胞减少和肝功能异常，同样需要监测肝功能和血常规。

抗甲状腺药物的服用疗程是多长时间？

目前口服抗甲状腺药物治疗甲亢是一个长期过程，通常需要用药约为1.5年~2年，由于存在个体差异，有的人可能会短一些，有的患者因为病情的需要可能要长些。为什么需要治疗这么长的时间呢？因为以往的一些观察研究发现，用抗甲状腺药物不足1年的，停药后复发的几率比用药在1年以上的患者明显增高，而用药时间超过2年的，其复发率并不比用药2年者少多少。因此，为期1.5~2年的用药时间，对大多数甲亢患者是较为合适的。而有的患者甲状腺比较大，有突眼，常需要较长的用药时间。至于儿童、青少年或者较年轻的生育期妇女，得了甲亢容易复发，也需要较长的治疗时间。

有的甲亢患者经过1~3个月的规则用药后，症状得到控制，便认为甲亢已经治好了，而不愿意继续坚持服药，自行减药、停药，这是不对的。因为在这些患者中，由于治疗不彻底，多数会出现病情波动反复，不易控制，甚至导致病情加重。

在医学文献中，也有人研究采用较短时间服用抗甲状腺药物来治疗甲亢，如服用药物时间缩短为半年。然而，有数据表明：长程（>1年半）治疗对轻、中度患者的治愈率约为60%；短程（<6个月）治疗的治愈率约为40%。在停药后3个月~1年内易复发。因此长时间的治疗是必须的。

甲亢患者在口服抗甲状腺药物治疗期间应定期到医院复诊，检查甲状腺功能、血常规等，在医生的指导下，按病情的轻重调整抗甲状腺药物的剂量，坚持长期规律服药，平稳地度过初治期、减量期及维持期，从而尽可能减少复发的几率。疗程中除非有较严重反应，一般不宜中断，并定期随访疗效。

如何控制甲亢的复发？

甲亢复发系指按正规治疗2年以上，甲亢完全缓解，停药半年后又有反复者，主要发生于停药后的第1年，3年后复发率明显减少。目前，长程规律口服抗甲状腺药物治疗的复发率仍较高，可达30%~50%，是口服药物治疗的缺点之一，而外科手术治疗或者放射碘治疗的患者复发情况较少。

可诱导甲亢复发的因素是多方面的，比如①感染：感冒、上呼吸道感染、腹泻等；②不幸遭遇：如外伤、车祸、亲人亡故等；③精神生理因素：如高考、转学、月经期、怀孕等；④饮食不节：过度饮酒、吸烟、喝咖啡，长期吃含碘较多的食物或药品等。

患者要认真克服以上能引起甲亢复发的危险因素，同时为减少复发，要求除临床表现及 T_3、T_4 和促甲状腺激素（TSH）正常外，T_3 抑制试验或促甲状腺激素释放激素（TRH）兴奋试验亦正常才停药则更为稳妥；血 TSH 受体刺激性抗体（TSAb）浓度明显下降或阴转提示复发的可能性较小。轻型复发患者可以继续用抗甲状腺药物治疗，不过疗效不及初治时好，疗程还需延长到 3 年以上。甲状腺肿大在 3 度以上的复发患者，最好进行外科手术治疗，治愈率可达 90%。若手术后再复发，轻者仍可用抗甲状腺药治疗，但需长期坚持服用，直到 TSAb 阴性再停药。放射性碘治疗，最适合于药物、手术治疗后复发的患者。若经过放射性碘治疗后再度复发，因甲状腺受到放射线损伤，组织结构发生变化，不宜再行手术治疗，可口服抗甲状腺药物治疗。

在规律服用抗甲状腺药物 1~2 年后，何时停药最合适？

规律服用抗甲状腺药物 1~2 年后，为减少复发，临床上要求患者的症状和体征恢复正常，实验室检查 T_3、T_4 和 TSH 正常，T_3 抑制试验或 TRH 兴奋试验亦正常才停药则更为稳妥；值得注意的是，血液中促甲状腺激素受体抗体（TRAb）阴转是弥漫性毒性甲状腺肿（GD）口服抗甲状腺药物治疗的最重要的停药指征。

什么是同位素治疗？

同位素是指原子序数相同，而质量数不同的各种原子。在元素周期表中占同一位置，其化学性质几乎相同。所谓放射性同位素是指自然界存在的一些重要的元素，会发出 3 种辐射，如 ^{131}I 是具有放射性的碘的同位素。

放射性同位数治疗是使用放射性的药物来治疗疾病，这些的药物为放射性同位素的化合物或将其连接于特定化合物上，利用其合乎人体内自然的生理机制的特性，经注射或口服至体内后，可循着这些固有的生理机制集中到病灶所在之处，同位素治疗的原理是就是利用放射性核素发射出的β射线在病变组织产生一系列的电离辐射的生物效应，射线作用于组织细胞将其能量部分或全部移交给组织，通过辐射能的直接或间接作用使机体生物活性的大分子结构和性质遭受损害导致细胞繁殖能力丧失，代谢紊乱失调，细胞衰老或死亡，从而达到治疗的目的。正常细胞和病变的细胞群体对核素射线的敏感性不同，一般细胞分裂活性愈大对射线愈敏感，浓聚放射性核素的能力也愈强，而且放射性同位素衰变产生的放射线，能量较低且射程短，因而射线破坏或抑制病变组织的同时对正常组织可不发生或仅发生轻微的损伤，使得它的不良反应比传统的放射性治疗和化疗要轻微得多。

同位素治疗甲亢的原理是什么？

甲状腺合成甲状腺激素的进程中，碘元素是必备原料，放射性碘和稳定性碘具有相同的生理生化特性，因此甲状腺组织同样对放射性碘有高度的吸收和浓集能力。一般情况下甲状腺内碘浓度可达到血浆浓度的 25 倍，甲亢患者由于合成甲状腺激素的速度和量都增加，此时对放射性碘的浓集能力更高，可达 80% ~ 90%。碘在甲状腺的有效半衰期平均为 3.5 ~ 4.5 天。利用甲状腺高度摄取和浓集碘的能力及 [131]I 释放出 β 射线对甲状腺的生物效应，大量浓聚的放射性碘使甲状腺受到辐射作用，部分甲状腺组织被破坏，使甲状腺激素生成减少，甲亢缓解或治愈。[131]I 是一种不稳定的放射性核素，在衰变过程中可发射 γ 和 β 射线，起治疗作用的 β 射线占 99%。因为 β 射线射程较短，平均 1mm，最长 2.2mm，故既能破坏甲状腺组织，又对甲状腺周围组织和器官影响很少或基本不影响。由此可见放射性碘治疗甲亢是一种安全而简便的方法。另外，也抑制甲状腺内淋巴细胞的抗体生成，加强了治疗效果。50 多年来已充分证明 [131]I 治疗甲亢具有方法简便、适用范围广、安全有效、治愈时间短、费用低廉以及极少复发等优点，除甲减外无其他远期不良后果，已有越来越多的医生和患者愿意用^{131}I 治疗甲亢。美国甲状腺学会（ATA）指出："在美国，^{131}I 已是治疗甲亢最常用的方法。使用越来越广泛，甚至在儿童及青少年中也有应用。"一些国家将放射性碘治疗视为 GD 甲亢的首选方式。

同位素治疗时射线会损伤身体吗?

用放射性碘治疗甲亢时，电离辐射仅限于甲状腺局部，90%以上的能量被甲状腺腺体吸收，而不累及毗邻组织，因而对甲状腺周围组织和器官影响很小或基本没有影响，不会造成甲状旁腺、气管等组织的损伤。而且^{131}I 在体内的有效半衰期约 8 天，所以在达到治疗目的的同时，不会使甲状腺承受过量的辐射。

放射性碘还可以用于哪些甲状腺疾病的治疗?

核医学在探讨甲状腺病理、生理以及诊治甲状腺疾病方面发挥了重要作用，放射性碘是研究甲状腺及甲状腺生化代谢最重要、最广泛的工具。目前放射性碘可用于以下甲状腺疾病的治疗：

（1）放射性碘治疗功能自主性甲状腺腺瘤（Plummer 病）并甲亢　效果很好，甲状腺核素显像显示单个热结节，其余部分完全被抑制，是用放射性碘治疗的最佳选择。

（2）放射性碘治疗毒性多结节性甲状腺肿　目前药物如抗甲状腺药物治疗本病难以取得完全缓解，手术风险大，除多发结节显示为冷结节首选手术治疗外，国外大都首选放射性碘治疗，且^{131}I 治疗本病很少引起甲减。

（3）放射性碘治疗非毒性多结节性甲状腺肿 有学者综述文献后认为，凡非毒性多结节性甲状腺肿结节大且患者年龄大，应首选此方法治疗，治疗费用低，且治疗后不会使甲状腺肿变得更大。

（4）放射性碘治疗分化型甲状腺癌残留灶，分化型甲状腺癌远处转移灶 放射性碘治疗分化型甲状腺癌的历史已有 50 余年，实践证明对分化型甲状腺癌采用"手术 + ^{131}I + 甲状腺激素抑制"综合治疗方案是最好的治疗措施，可明显减低甲状腺癌的复发率。

（5）无甲亢的弥漫性甲状腺肿或功能自主性甲状腺腺瘤 由于年轻人从美容的角度考虑，而老年甲状腺瘤术后复发，不愿再次进行手术，可应用小剂量放射线碘治疗。

（6）桥本病 本病常有甲低，手术及放射性碘治疗应属禁忌，但出现机械性压迫症状是例外，此时患者如有手术禁忌，放射性碘治疗仍为较理想的治疗方法。

放射性碘治疗甲状腺疾病的病种不断增加，治疗病例也越来越多，为临床许多难治性甲状腺疾病提供了有效治疗手段，给甲状腺疾病患者带来了福音和希望，放射性碘在甲状腺疾病的治疗中发挥着极其重要的作用。

放射性碘治疗甲亢的适应证有哪些？

放射性碘治疗甲亢的主要适应证有：

（1）成人 Graves 甲亢伴甲状腺肿大 2 度以上者；

（2）抗甲状腺药物治疗失败或过敏者；

（3）甲亢手术后复发者；

（4）甲亢性心脏病或甲亢伴其他病因的心脏病患者；

（5）甲亢并白细胞和（或）血小板减少或全血细胞减少者；

（6）老年甲亢患者；

（7）甲亢并糖尿病患者；

（8）毒性多结节性甲状腺肿患者；

（9）自主功能性甲状腺结节合并甲亢患者。

放射性碘治疗甲亢的相对适应证有：

（1）青少年和儿童甲亢，用抗甲状腺药物治疗失败、拒绝手术或有手术禁忌证者；

（2）甲亢合并肝、肾等脏器功能损害者；

（3）浸润性突眼患者。

对轻度和稳定期的中、重度浸润性突眼可单用^{131}I治疗甲亢，对进展期患者，可在^{131}I治疗前后加用泼尼松。

哪些人群不能用放射性碘治疗甲亢？

放射性碘治疗不适用于下列情况：①妊娠、哺乳期妇女（^{131}I可透过胎盘，进入乳汁）；②年龄 <25 岁的 GD 患者，尤其是女性患者，但看法并不一致，多数人认为要依患者本人的意愿而定；③严重心、肝、肾功能衰竭或活动性结核患者；④外周血白细胞 $<3 \times 10^9$/L 或中性粒细胞 $<1.5 \times 10^9$/L 者；⑤重症浸润性突眼者（有人认为并非绝对禁忌）；⑥甲亢危象者；⑦甲状腺摄碘不能或摄碘功能低下者；⑧TSH 依赖性甲亢或 GD 伴放射性碘摄取率降低者。

如果放射性碘治疗一次效果不佳，可以重复治疗吗？

少部分患者经一次放射性碘治疗 6 个月后尚未痊愈，根据病情可以考虑进行再次放射性碘进行治疗。首次治疗效果极差或无效的患者，3 个月后可行第二次治疗。一般重复治疗至少间隔 6

个月，在进行第二次治疗时，若第一次治疗无好转或复发，则治疗剂量应较第一次增加 25%～50%，如有好转但未治愈，则根据当时情况按第一次剂量的计算方法确定剂量。多次治疗确定剂量的原则同第二次。临床上观察到有的患者需要 3～4 次治疗才能缓解，从理论上讲，只要连续给碘，迟早可以达到消除甲亢的目的，不过，临床上使用同位素治疗甲亢，一般以 3 次为限，若仍未治愈，应考虑采用其他方法治疗。

放射性碘治疗甲亢会引起甲减吗?

放射性碘治疗甲亢与其他治疗方法一样，除少数患者可出现甲状腺功能低下外，无别的后遗症。

放射性碘治疗后引起的甲低可分为早发甲减和晚发甲低。早期是由于腺体破坏，后期则可能由于自身免疫反应参与，甲状腺组织被破坏所致。早发甲低为放射性碘治疗后 1 年之内出现的甲低，大多发生于 2～6 个月，约 2/3 的患者经 2～4 个月可恢复正常。晚发甲低大多数为不可恢复的永久性甲低，大量统计资料表明甲亢治愈后永久性甲低的自然发生率可达 10%～30%，这与甲亢这一自身免疫性疾病的转归有关，需少量甲状腺激素替代治疗。

同位素治疗出现甲减后需要终身服药吗?

同位素治疗出现的甲减可分为暂时性和永久性甲减二种。早期由于腺体破坏，后期则可能由于自身免疫反应参与，甲状腺组织被破坏所致。一旦发生均须用甲状腺激素替代治疗。一过性甲减，较少见，多发生于同位素治疗后 1 个月内，如 TSH 升高，T_3、T_4 正常（亚临床型甲减）或下降且伴有甲减的临床表现（临

床型甲减），应早期诊断、及时采用甲状腺激素替代治疗。让^{131}I
照射后较脆弱的细胞获得休息，预防最后细胞功能的衰竭，并有
利于预防治疗后新的眼病的出现或加重，以及减低甲状腺癌的发
病几率，同时在替代治疗之后的第一年末停药4～6周进行检测，
以排除暂时性甲低。有些患者经过一段时期治疗后，甲减消失，
甲状腺功能转为正常则可停药。另有部分患者可能进展为永久性
甲减，需要用甲状腺激素如$L-T_4$终生替代治疗。对甲低患者来
说服用甲状腺激素就如同补充营养。当服用甲状腺激素药量适
当，甲低纠正，患者与正常人一样无不良反应。

同位素治疗会增加突眼的危险吗？

同位素治疗是否会使突眼恶化目前仍无定论。可能导致少数
GD患者的突眼恶化，但多数患者的突眼有程度不等的改善，部
分患者的眼部病变无明显变化。目前仍未明了导致以上3种不同
结果的原因，一些学者认为^{131}I治疗甲亢可以加重突眼，可能是
由于放疗破坏甲状腺细胞，使甲状腺释放眼部成纤维细胞相关性
自身抗原或其他自身抗原，引起甲状腺与眶周组织的抗体产生，
眼病加重。另一些学者认为，突眼加重是由于眼病自然病程加重
正好与^{131}I治疗重叠，^{131}I治疗不加重甲状腺相关眼病（TAO）的
病情。^{131}I治疗甲亢引起突眼加重的一些危险因素包括：①^{131}I治
疗前已存在活动性眼病；②^{131}I治疗后引起甲减；③^{131}I治疗期
间，T_3水平升高；④小剂量^{131}I治疗后甲亢复发；⑤吸烟。近年
有人发现在同位素治疗甲亢同时用泼尼松或在同位素治疗后跟着
用糖皮质激素可预防眼病的发展。现在比较公认的是有甲状腺功
能异常的甲亢患者，应在用内科保守治疗使甲状腺功能恢复正常
的同时应用糖皮质激素等治疗眼病。

同位素治疗会引起白血病吗?

我国用 ^{131}I 治疗甲亢已超过 20 万例,迄今只报告 2 例甲状腺癌和 5 例白血病,分别低于普通人群的发病率 3.9/10 万和 2.98 ~ 3.90/10 万。可以认为使用同位素 ^{131}I 治疗甲亢不会增加发生白血病的风险。

同位素治疗有增加颈部结节恶变的危险吗?

自 1942 年开始同位素治疗甲亢以来,经过国内外大量病例观察,目前,比较一致的观点是 ^{131}I 治疗甲亢,没有增加颈部结节恶变的危险。^{131}I 治疗甲亢后没有引起甲状腺癌增多的原因是由于 ^{131}I 使正常的甲状腺滤泡受到损害,滤泡细胞不能重新分裂,因而不能形成恶性生长。另外还有一种假设,即 ^{131}I 破坏了甲亢合并的微小甲状腺癌病灶,使以后发生甲状腺癌的机会减少。

放射性碘治疗甲亢之前应做哪些准备?

(1)低碘饮食,同时停用甲巯咪唑(MMI)3 天 ~ 1 周以上,原用丙硫氧咪啶(PTU)者,宜停用 2 周以上。

(2)检查甲状腺摄 ^{131}I 率(RAIU),以排除因摄碘抑制而使治疗失败的可能。有些药物(如胺碘酮)、淋巴或血管造影剂可阻滞放射碘摄取达数年之久。相反,低碘饮食或髓袢性利尿剂(如呋塞米)可使甲状腺的摄 ^{131}I 率增高,有利于提高 ^{131}I 的治疗效果。

(3)测定 ^{131}I 的有效半衰期(T_{eff}),小于 3 天是 ^{131}I 治疗的相对禁忌证。

(4)甲状腺放射性核素显像。

(5)甲状腺超声检查。

（6）检查肝肾功能、心电图和血尿常规等。

（7）计算甲状腺重量，需有2名以上有经验的医生参加。

在准备期间，可继续服用其他不含碘的药物，对于心率较快的患者，可用比索洛尔等治疗。

手术治疗复发的患者是选择口服药物治疗好还是同位素治疗好?

甲亢经甲状腺手术治疗后，90%的患者可获得长期缓解，很少出现病情复发，出现甲亢复发的原因可能与下列因素有关：①甲状腺组织切除的较少；②甲亢病情顽固；③有感染、精神创伤等诱发甲亢的因素。甲亢术后甲亢复发患者的治疗要针对原因，结合患者的具体情况选择治疗方法：①放射性碘治疗：对成人型甲亢，无生育要求者，年龄较大如40岁以上患者，以首选放射性碘治疗，放射性碘对此类甲亢复发者效果好，其疗效可达90%，其机制是甲状腺组织对放射性碘有高度的吸收和浓集能力，大剂量的放射性碘进入功能亢进的甲状腺内，因为β射线射程较短，平均1mm，最长2.2mm，故仅选择性破坏甲状腺组织，而对甲状腺周围组织和器官影响很少或基本不受影响，从而达到部分类似"手术"切除甲状腺的目的。②抗甲状腺药物治疗：如年龄较轻，以首选抗甲状腺药物治疗为好，但宜长期用药，停药后容易复发。

甲亢患者伴恶性突眼可以选用同位素治疗吗?

研究显示，[131]I对甲亢合并突眼有较好的效果，因为它既可根治甲亢，又可较好地改善Graves眼病的症状和体征，但是有学者发现放射性[131]I治疗后患者体内的TSH受体抗体（TRAb）和甲状腺刺激抗体（TSAb）升高，目前认为 TSH 受体抗体（TRAb）和甲状腺刺激抗体（TSAb）升高是加重恶性突眼的相关因素，因此，目前认为^{131}I 治疗不会引起新的眼病，一般对稳定的浸润性突眼也无影响，但可能使活动性浸润突眼加重。鉴于此，我国一些核医学专著均将甲亢合并恶性突眼列为^{131}I 治疗的适应证或相对适应证。

同位素治疗后多长时间可以见效？

服用^{131}I 后需 3 周以上才开始出现疗效，表现为甲亢症状减轻，如心率逐渐减慢，手抖消失，出汗减少，全身无力消失，食欲恢复正常，肠道恢复正常，甲状腺缩小，体重增加，3 个月内症状基本缓解，6 个月～2 年症状全部消除。体征表现为甲状腺瘤缩小，部分患者突眼也可以减轻，其中以甲状腺缩小最明显，对弥漫性肿大且质软的甲状腺，一次治疗可能完全恢复正常，辅助检查 T_3、T_4、TSH 可恢复正常。需要进行第二次治疗者要在半年以后进行，最好相隔 8～10 个月。

同位素治疗多久后症状不见缓解可以判定治疗失败？

同位素治疗甲状腺功能亢进，一次治愈率约 90%，复发率低，从理论上讲，迟早可以达到消除甲亢的目的。少部分患者经一次放射性碘治疗 6 个月后症状不见缓解，可认为该次同位素治疗失败。

如果同位素治疗失败，还可以选择其他什么治疗方式继续治疗？

同位素治疗失败后，可考虑长期药物或再次放射碘治疗，但需根据患者具体情况，不是固定不变的。首次治疗效果极差或无效的患者，3～6个月后可行第二次治疗。一般重复治疗至少间隔6个月，在进行第二次治疗时，若第一次治疗无好转或复发，则治疗剂量应较第一次增加25%～50%，如有好转但未治愈，则根据当时情况按第一次剂量的计算方法确定剂量。多次治疗确定剂量的原则同第二次。临床上观察到有的患者需要3～4次治疗才能缓解，不过临床上使用同位素治疗甲亢，一般以3次为限。另外，对于甲状腺肿大明显的患者，也可以考虑手术治疗。

同位素治疗后1周患者突然出现症状加重，原因是什么？

甲状腺具有高度摄取和浓集碘的能力，大剂量放射性碘被甲状腺吸收后，大量甲状腺滤泡受破坏，从而使储存在其内的大量甲状腺激素被释放入周围血液中，患者会出现甲亢症状加重，多数情况下，可让患者注意休息，一般可以忍受甲亢症状加重带来的不适。但若在高热、劳累、腹泻、情绪激动等诱因下甚至可以出现甲状腺危象。因此患者出现症状加重时，应该尽量避免上述引起甲亢危象的诱因，可短期加服抗甲状腺药物如他巴唑，阻止甲状腺激素大量生成和利用，从而减少外周血中甲状腺激素水平，减少同位素治疗后引起的高代谢综合征，明显改善患者症状。另可用普萘洛尔抑制甲状腺激素对交感神经的作用，同时较快地使末梢中 T_4 转变为 T_3 而降低，使患者平稳且较舒服地度过此期。

同位素治疗后短期症状不见改善，可以采取哪些措施？

同位素治疗后短期症状不见改善可能是治疗中所用的放射性碘的剂量较小。大量临床观察发现同位素治疗甲亢的治愈率与所用的放射性碘的剂量有关，大剂量较小剂量治疗的患者治愈率高。Allahabadia A 等学者报道给予一次固定剂量 185 MBq 和 370 MBq^{131}I 治疗甲亢的治愈率分别为 66.6% 和 84.6%，因此为了使疗效迅速，可增加放射性碘治疗剂量。同位素治疗甲亢，由于甲状腺滤泡的破坏，释放入血的 T_3、T_4 增加，可使甲亢症状加重，选择合适 β 受体阻断剂非常重要。β 受体阻断剂（如普萘洛尔）虽其本身不能抑制甲状腺激素的形成和分泌，但可在肾上腺素受体处竞争性拮抗儿茶酚胺的作用，使甲亢症状如精神紧张、震颤、多汗和心动过速等获得改善，因此常常用于甲亢的辅助治疗（支气管痉挛、传导阻滞、充血性心力衰竭禁用）。另外一般甲亢患者在接受同位素治疗前不应服用抗甲状腺药物或应停药一段时间，避免对甲状腺摄碘率（RAIU）和 T_{eff} 的影响而影响治疗效果。

毒性结节性甲状腺肿最适宜的治疗方式是什么?

结节性甲状腺肿是一种常见甲状腺良性疾病，由于体内甲状腺激素相对不足致使垂体 TSH 分泌增多，导致甲状腺反复增生，伴有各种退行性变，最终形成结节。一般有两种情况：一种是甲状腺功能正常，无甲亢表现；另一种是甲状腺功能不正常，发生甲亢。甲亢往往是在结节性甲状腺肿发生之后出现的。发生甲亢的结节性甲状腺肿称为毒性结节性甲状腺肿。患者以女性及老年人为多，甲亢症状多数比较轻，而且症状不像毒性弥漫性甲状腺肿那么多。有的患者只以某个或几个症状较为突出，而其他症状缺乏或不明显。如：只表现心律失常，重者有心力衰竭；表现消瘦、体重下降明显；全身的肌肉无力，以肢体肌肉无力更为明显；精神激动、抑郁明显等。查体可以发现两侧甲状腺肿大，并可触到甲状腺结节（常为多个），一般无震颤和血管杂音。很少有眼球突出的表现。血清 T_3、T_4 水平增高，其中不少患者只有血

清 T_3 水平增高，而血清 T_4 尚在正常范围。甲状腺扫描往往可以发现多个热结节，有的患者既有热结节亦有冷结节。毒性结节性甲状腺肿，传统治疗方法是外科手术切除或甲状腺激素抑制治疗。近年许多报道采用放射性碘治疗以减少甲状腺体积。以上 3 种治疗方法各有其优缺点，从使甲状腺缩小及减少并发症的角度看，放射性碘治疗相对而言疗效较好，不良反应较少。因此目前认为本病首选放射性碘治疗。因部分患者摄碘率较低，应用剂量较大，约为 20～30mCi（$1Ci = 3.7 \times 1010Bq$）。放疗前应先用 ATD 准备至甲状腺功能正常状态，以防止发生放射性甲状腺炎使甲状腺毒症加重。普萘洛尔对改善甲亢症状有帮助，常用于放疗前后的治疗。放疗可致甲减，怀疑有恶变者应予手术。

同位素治疗会不会引起白细胞减少？

白细胞减少可发生在甲亢治疗前或抗甲状腺药物（ATD）治疗后，甲亢伴白细胞减少的机制不清，目前认为与甲亢患者的末梢血管处于扩张状态、甲状腺激素对骨髓造血功能的抑制作用、自身免疫、ATD 的机体易感性、ATD 的骨髓细胞毒作用等有关。四川大学华西医院报道用同位素治疗甲亢 2 万余例，未发现患者白细胞有规律下降现象。亦有同位素碘治疗 Grave 病伴白细胞减少取得较好疗效的报道，如国内康志强、劳丹华等人用同位素治疗甲亢伴白细胞减低患者取得较满意疗效，据报道，此类患者经同位素碘治疗后 1 周白细胞有所下降，但与治疗前无显著性差异，专家考虑可能与甲状腺受破坏，甲状腺激素释放增多，对骨髓造血功能抑制有所加重有关。随着甲状腺激素释放逐渐减少，甲状腺功能逐渐好转，白细胞也逐渐回升并恢复正常。可见同位素治疗甲亢不会引起白细胞减少。事实上，从理论上讲，同位素碘治疗甲亢时也不应引起白细胞减少。这是因为甲状腺组织对放射性碘有高度的吸收和浓集能力，而对甲状腺周围组织和器官影响很少或基本不受影响。

甲亢手术治疗有哪些适应证？

手术是治疗甲亢的主要手段之一，迄今有数百年历史。近年来，人们对甲状腺解剖、生理病理、免疫等方面的问题进行了较深入的研究，并取得了许多进展。甲状腺次全切除术后复发率低，但手术为破坏性不可逆治疗，且可引起一些并发症，应慎重选择。甲亢的手术适应证有：①中、重度甲亢，长期服药疗效不够满意，甲状腺无缩小反而增大或停药后 3 个月内即复发或有多次复发史者，或对抗甲状腺药物有不良反应，不能耐受药物治疗和坚持服药者，但却要尽快控制病情者。②甲状腺肿大显著，伴有临近器官压迫症状。③胸骨后甲状腺肿大。④结节性甲状腺肿伴甲亢。⑤对抗甲状腺药物有不良反应，不能耐受药物治疗，或不能坚持长期服药，要求尽快控制甲亢病情者。⑥毒性甲状腺腺瘤或毒性结节性甲状腺肿，因对放射性碘治疗不甚敏感。⑦中重度甲状腺肿，虽对药物治疗有较好疗效，但是维持治疗期间甲状腺刺激抗体（TSI）仍持续阳性，或停药后 3 个月内即复发或有多次复发史者。

甲亢手术治疗的禁忌证有哪些？

手术治疗甲亢的禁忌证有：①病情轻且甲状腺肿大程度轻，用药物治疗往往可使甲亢治愈，无需手术治疗。②有严重突眼尤其是浸润性突眼的患者，由于体内可能分泌一种导致突眼的物质，或使突眼的免疫反应物质，甲状腺手术治疗后无助于突眼的恢复，甚至有可能使突眼加重。③青少年甲亢患者由于身体发育不成熟，不适宜手术治疗，而且手术后复发率高。④老年甲亢患者，各脏器功能衰退，不适宜手术治疗。⑤经手术治疗后甲亢复发，再施行手术难度加大，易发生手术并发症。⑥孕妇患有甲亢，在妊娠前3个月和后3个月不宜手术。⑦伴有严重肝、心、肾疾病的患者不宜手术。⑧慢性淋巴细胞性甲状腺炎（亦称"桥本病"）伴甲亢，兼有高滴度的甲状腺过氧化物酶抗体（TPO-Ab），术后较易引起甲减。

手术治疗甲亢可能出现哪些术后并发症？

手术治疗甲亢可能出现的术后并发症有：

（1）呼吸困难，窒息。甲状腺组织容易充血，由于术后不能及时排出术中的血肿，所以会压迫气管，导致患者呼吸困难、窒息。除出血形成血肿压迫外，喉头术后水肿，气管软化等亦可引起。

（2）常在手术后12～36小时内发生甲亢危象，发生原因可能与血循环内FT_3水平增高、心脏和神经系统的儿茶酚胺受体数目增加、敏感性增强有关。临床表现为原有的甲亢症状加重，包括高热（39℃以上）、心动过速（140～240次/min）、伴心房颤动或心房扑动、烦躁不安、呼吸急促、大汗淋漓、厌食、恶心、呕吐、腹泻等，严重者出现虚脱、休克、嗜睡、谵妄、昏迷，部分患者有心力衰竭、肺水肿，偶有黄疸。

（3）喉返神经损伤引起声音嘶哑。喉返神经损伤是甲状腺手术的常见并发症。声音嘶哑主要是声带的损伤造成的。声带是由喉返神经支配的。喉返神经损伤之后，声带就出现麻痹，从而影响发声，出现声音嘶哑。喉返神经受损以后，很难恢复。但是声音慢慢可以得到改善，这是对侧的声带的代偿作用。一般来说，喉返神经损伤如果发生在术中声音嘶哑，术后立即就出现声音嘶哑，如果不是术中机械损伤喉返神经，则于术后瘢痕收缩压迫喉返神经引起声音嘶哑。

（4）喉上神经损伤引起声调降低，误吞，呛咳。手术时可能将喉上神经运动支误扎或切断，引起环甲肌麻痹，声带松弛，声调降低。手术时也有可能损伤喉上神经的感觉支，使患者喉黏膜的感觉丧失，咳嗽反射消失，在进流质饮食时易误吸入气管，甚至发生吸入性肺炎。

（5）甲状腺全部，或次全，或部分切除术后均可损伤甲状旁腺的血液供应或者直接损伤甲状旁腺导致暂时性或永久性甲旁减（甲状旁腺功能减退症）。

（6）约20%~37%的甲状腺次全切除术者可发生术后暂时性甲减，一般持续时间约2~3个月，多可自行恢复，持续时间超过6个月多为永久性甲减（临床型或亚临床型），则需终生替代治疗。

（7）甲亢经甲状腺手术治疗后，90%的患者可获得长期缓解，很少出现病情复发，出现甲亢复发的原因可能与下列因素有关：①甲状腺组织切除的较少。②甲亢病情顽固。③有感染、精神创伤等诱发甲亢的因素。预防甲亢术后复发就患者自身的角度而言，应尽量避免各种诱发因素，如精神创伤、过度疲劳等。从医生的角度来讲，做甲状腺手术切除甲状腺组织的多少要掌握适度，至于甲亢病情的顽固性有时则难以预测。

手术治疗甲亢之前需要做好哪些准备？

如确定行甲状腺手术治疗，在手术前需做一些准备，以防止术中或术后病情加重（如甲亢危象的发生），并可减少术中出血等并发症，术前准备主要有抗甲状腺药物治疗和服用碘剂，以及一些辅助治疗。

（1）术前用抗甲状腺药物治疗，其目的是将甲状腺功能控制到正常或接近正常的水平，这样可以防止手术导致甲亢危象。因为甲亢在未得到控制前，如行手术，在手术切除甲状腺组织的同时，甲状腺内储存的大量甲状腺激素会释出并进入血液循环，使原有的高甲状腺激素血症进一步加重，从而使甲亢症状明显恶化，导致甲亢危象的发生。如果先用抗甲状腺药物治疗，由于药物抑制甲状腺激素的生成，甲状腺内储存的甲状腺激素不会太多，这样在手术切除甲状腺组织时，甲状腺激素释出并进入血液循环的量不多，血液中甲状腺激素的水平已正常或基本正常，故不太可能发生甲亢危象。

（2）经抗甲状腺药物治疗 1~2 个月，甲亢症状往往明显改善或消失，血清中 T_3、T_4 水平恢复正常或接近正常。这时即可给甲亢患者服用碘剂。常用的碘剂是复方碘溶液，也称"卢戈液"。碘剂用量是从小到大逐步加量，约服用 2 周即可行手术。碘可以使肿大的甲状腺变小变硬，并使甲状腺的血液流量减少，从而使手术操作变得容易一些，而且术中出血机会明显减少。

（3）甲亢患者的神经系统、心、肝等常有损害，甲状腺组织脆弱，血管丰富，手术时易出血，故手术前应做好充分准备工作，待条件具备时再行手术。

①充分休息，避免各种刺激因素。

②精神紧张、不安或失眠者，予以镇静剂。如氯氮（利眠宁），每日 3 次，每次 10mg，或苯巴比妥，每日 3 次，每次 0.03g等。

③进高热量、高维生素饮食。

④定期测量体重。

⑤检查肝、肾功能，必要时查心电图；怀疑有胸骨后甲状腺肿大，应做胸部 X 线检查。

⑥检查声带有无异常。

复方碘剂可以长期服用吗？

复方碘剂一般用于甲亢手术前的术前准备。碘可以使肿大的甲状腺变小变硬，并使甲状腺的血液流量减少，从而使手术操作变得容易一些，而且术中出血机会明显减少。一般认为，服用碘剂时间不宜过长，超过 4 周可能诱发甲亢症状再现，而术前准备工作则前功尽弃。这是因为，短期服用碘剂可以抑制甲状腺激素的合成，时间过长，则不但不能起抑制作用，而且碘本身还可作为甲状腺激素合成的原料，使甲状腺激素合成增加，从而导致甲亢症状再次出现。

手术治疗甲亢的术式有哪几种？

甲状腺手术切除的方法有双侧次全切除，一侧全切加对侧大部分切除（Hartley – Dunhill 手术）和甲状腺全切除 3 种；手术一般保留甲状腺组织 4 ~ 7g，如甲状腺残留量大于 8g，甲低的发生率下降，但甲亢的复发率可高达 15%。手术方法是：伴甲状腺癌或重度突眼的患者应行全切除术；曾经采用放射碘治疗的患者和如果复发不愿再次手术者可选用全切或次全切除；绝大多数患者适合行甲状腺大部分切除术。

甲状腺手术后出现肌肉抽搐是怎么回事？

甲状腺组织内还隐藏两对黄或者棕红色，如绿豆大小的甲状旁腺（也有少数人不止 4 个，或者迷走于甲状腺以外的临近组织）。甲状旁腺分泌甲状旁腺激素，主要主宰维持血钙的水平、钙磷平衡和骨的代谢。甲状旁腺功能亢进使血钙过高，引起神经肌肉无力、胃肠道反应、骨钙丢失以及肾脏损害。甲状旁腺激素缺乏使血钙降低，引起肌肉抽搐。

甲亢手术时，如不慎将甲状旁腺切除或者损伤就会引起以低血钙、高血磷为特征的甲状旁腺功能减退症（简称为甲旁减），若仅部分切除或者暂时性血供不足、水肿和挤压伤多引起暂时性甲旁减，可于手术后数周或数月逐渐恢复。若腺体全部或者大部分切除，则引起永久性甲旁减，可于术后即刻、数周或者数月后发病。

手术后甲旁减轻者症状隐匿，自觉手足麻木、刺痛或蚁走感。中度甲旁减表现为发作性手足和面肌抽搐，手足呈鹰爪状，每天发作次数不等，每次 10～20 分钟，甚至更长。严重时喉头痉挛、呼吸困难，也可出现哮喘样发作，胆囊或膀胱痉挛甚至癫痫样发作、恐惧、烦躁、定向障碍。

并发甲旁减者，发作时静脉补钙有特效。缓解期可给予口服钙剂和维生素 D，尤其是活化的维生素 D，为 1，25 - 二羟维生素 D_3、阿法 D_3 或者双氢速甾醇，但需定期监测血钙和尿钙，谨防治疗过头引起的高钙血症。此外，口服氢氧化铝和噻嗪类利尿剂作辅助治疗，可取得更好的效果。

甲状腺手术后体重增加的原因是什么？

甲状腺外科手术后，易并发甲减。体重增加是发生甲减（即甲状腺功能减退症）的一个信号。到医院抽血化验甲状腺功能，即可明确。如有甲减，应及时补充甲状腺素类药，该类药主要会加重心肌缺血，如有心脏基础病变，可从小剂量开始服用，并注意观察。

甲状腺手术会增加突眼的危险吗？

甲亢突眼一般有两类，一类是浸润性突眼，又称恶性突眼，这类突眼虽多与甲亢并发，但并非甲亢所致，即使甲亢治愈，突眼也不一定好转，大多保持不变，少数可缓解，但亦有少数患者可加重，目前尚缺少明显有效的药物和治疗方法。另一类并非真正的突眼，只是甲亢引起提上眼睑肌病变，造成的突眼假象，此类占突眼的大多数，多数随甲亢好转而缓解，称为良性非浸润性突眼。恶性突眼的发病是细胞免疫和体液免疫联合作用的结果。

甲状腺大部分切除术对于良性突眼患者，应是首选治疗方法。手术不但治愈了甲亢，而且对良性突眼的眼征有不同程度的减轻。而恶性突眼患者行甲状腺大部分切除术后，会使突眼加重，多于术后1个月开始出现，可能与甲状腺受损，抗原释放增多有关，如果发生甲减也可加重突眼。

因此甲亢术前明确诊断良性和恶性突眼非常重要。对于恶性突眼患者手术应慎重，伴有高代谢综合征者，用小剂量抗甲状腺药物缓慢地控制甲亢，辅以其他治疗突眼的方法是比较安全可取的措施，但是有时也可导致突眼恶化，故治疗过程中必须随时观察，防止其发展。或先用糖皮质激素进行药物治疗。

手术治疗甲亢痊愈后，对于含碘食物的摄入还有要求吗？

碘是合成甲状腺激素的原料，所以甲亢手术后少量吃些碘盐、海带和海藻类食物，是有益的。但是，不能摄碘过多。因为大剂量的碘反而抑制甲状腺激素的合成和释放，当甲状腺激素合成减少后，会反馈兴奋脑垂体分泌甲状腺激素，使手术残留的甲状腺代偿性增生肿大。有些患者，在甲状腺增生肿大的基础上，长期进食过多的碘，甲状腺激素的合成和释放又会增多，产生"碘甲亢"。尤其是患者体内甲状腺刺激性免疫球蛋白（TSI）仍然阳性的患者，更易使甲亢复发。所以甲亢手术后摄碘过多或者过少都是有弊无益的，要因人而异，适量摄入。

如果手术治疗甲亢失败或复发，还可以选择哪些方法治疗？

甲亢患者无论采用什么方法治疗，难免有些患者治疗后还会复发。总体来说，再次治疗还是一样有效的。但是，在这些接受再次治疗的患者中，部分人以后同样还可能会复发。如果原来采用的是甲状腺手术切除，复发后首选内科药物治疗，其次是选用放射性碘（^{131}I）治疗，一般不采用手术治疗。

是否可以选择中药治疗甲亢？

在药物治疗方面，有的患者认为：西药效果差，中药效果是不是会更好一些？其实不是这样，许多医学专家通过长期大量的临床实践，也没有发现只用十几或几十副中药就将 Graves 病彻底治愈。从西医的角度来讲，一些滋补的中药中常含有一些儿茶酚胺类的物质，在滋补强壮的同时，有一些亢奋的作用，而甲亢时本身就有心跳快、易激动等表现，有些中药中会有大量碘剂，如海藻、海带等，都会引起甲状腺激素合成和分泌的异常，所以选用中药治疗甲亢一定要慎重。

甲状腺局部治疗的原理是什么？

甲状腺局部免疫调节治疗常用的药物主要有糖皮质激素、免疫抑制剂、生长抑素类似物及无水乙醇等，用来治疗 Graves 病（GD）、慢性淋巴细胞性甲状腺炎（桥本甲状腺炎，HT）及亚急性甲状腺炎等疾病。其主要机制是：①药物在局部的高浓度状态，可通过其物理、化学反应，使病变处的细胞或组织发生无菌性坏死，造成形态结构改变，从而使其功能降低或丧失。如临床应用硬化剂（如无水乙醇、冰醋酸甘油、10% 碘酒、四环素溶液等）治疗甲状腺囊肿、毒性腺瘤和单发或多发性结节性甲状腺肿。②药物在局部的高浓度状态，通过直接接触和缓慢浸润作用，而稳定甲状腺细胞膜结构，抑制炎症及减轻免疫反应。由于甲状腺位置表浅，且激素等具有调节免疫功能紊乱、消炎、抗过敏等作用，局部注射能对腺体直接发挥作用，腺体内药物浓度高，维持时间长，用量小，无明显不良反应，疗效确切。因此，易于为患者接受，对有白细胞减少、严重皮疹、肝功能损害的患者尤为适宜。用多种药物进行局部治疗，扩散到全身浓度很低，故不会产生全身的不良反应。

甲状腺局部治疗有哪些好处？

甲状腺局部注射疗法具有操作简便、创伤性小、效果肯定、并发症少及费用低廉等特点，并且经过一系列的实验可以发现甲亢患者局部注射免疫抑制剂治疗，肝、肾功能及血、尿常规均无改变，无皮疹等过敏反应发生，亦无甲低、喉返神经损伤、甲旁减等并发症发生，表明采用此种疗法治疗安全、无不良反应。由于该疗法可使肿大的甲状腺迅速减小，甲亢症状控制快，无不良反应，无痛苦，并且可以降低甲亢复发率。对拒绝手术和同位素治疗的患者有一定临床应用价值。

可以单独应用甲状腺局部注射治疗甲亢吗？

可以单独或者联合应用甲状腺局部注射治疗甲亢。关于甲状腺疾病的局部免疫调节治疗方法目前尚无统一的治疗方案，现临床上常用的方法有单一激素注射法、多种糖皮质激素联合注射法、抗甲状腺药物加激素注射法、激素或免疫抑制剂加生长抑素注射法以及多种药物联合注射法等几种。其中，单用激素注射法是桥本甲状腺炎和亚急性甲状腺炎局部注射治疗的首选方案，可使临床症状缓解，甲状腺肿大缩小。而采用两种糖皮质激素联合局部注射治疗甲亢，则克服了单独应用短效制剂需多次反复注射的缺点，可提高疗效，降低不良反应，且患者依从性强、复发率低，值得临床推广应用。在治疗 GD 时，在常规抗甲状腺药物治疗的基础上，配合激素局部治疗，临床上应用较多，效果也最好。而联合应用激素或免疫抑制剂加生长抑素或多种药物联合注射治疗甲状腺疾病，应用逐渐增多，尤其在甲状腺相关性眼病及甲亢患者，联合应用多种药物进行局部注射，可充分利用不同药物的作用机制与药理特点，不仅抑制免疫反应、减少甲状腺激素的分泌与释放，且能抑制 IGF－1（胰岛素样生长因子）活性、减少细胞因子生成，从而达到缓解临床症状、恢复甲状腺功能的目的。同时，还能利用药物间的相互作用，取长补短，减少并发症和药物不良反应的发生，同时突眼也会有一定程度的改善。单独局部治疗仅适用于轻度初发甲亢或用抗甲状腺药物治疗过敏及白细胞减少的患者，也可取得明显的疗效。

什么样的患者适合应用甲状腺局部治疗？

（1）Graves 病（GD）　GD 是甲亢最常见的病因，大多数患者具有甲状腺肿大，少数合并有浸润性突眼、胫前黏液性水肿等。局部应用糖皮质激素等治疗不仅有助于调整免疫功能紊乱，而且，能发挥激素的非特异性抗炎抗过敏作用，同时有抑制淋巴细胞功能，减少自身抗体的产生。因此，能缩小甲状腺，改善甲状腺功能，缓解患者症状，起到病因治疗的作用。

（2）甲亢　在常规口服药物抗甲亢治疗的基础上，辅以小剂量糖皮质激素对肿大的甲状腺进行局部注射，可减轻甲状腺局部的免疫反应，对甲状腺自身抗体阳性的患者效果尤佳。局部用药不但可减少激素的不良反应，而且可发挥其局部浓度高、维持时间长、直接对甲状腺上皮细胞起作用的特点，减轻血液中甲状腺自身抗体对甲状腺上皮细胞的作用及局部的炎症反应，促进肿大的甲状腺回缩。同时糖皮质激素可抑制甲状腺上皮细胞中Ⅰ型脱碘酶的活性，减少T_3的生成，减轻甲亢的症状，还可减少抗甲亢药物的不良反应，如药疹、白细胞减少、肝功能损害的发生等。

（3）浸润性突眼　浸润性突眼的发生主要与细胞免疫有关，血中存在针对甲状腺滤泡细胞抗原的T细胞，识别球后成纤维细胞或眼外肌细胞上的抗原，浸润眶部。有学者在甲状腺局部注射甲泼尼龙（甲强龙），发现可以通过颈深部的淋巴通路到达眼眶，减缓眼肌淋巴细胞的浸润及眶内组织水肿，并可能在甲状腺内减少免疫复合物的形成，以减轻Graves眼病的自身免疫反应过程，以达到治疗的目的。临床已证实生长抑素类似物奥曲肽对甲状腺眼病有明显的疗效，关于应用奥曲肽局部注射治疗甲状腺眼病的报道目前较少，有学者用奥曲肽甲状腺局部注射连续12周观察疗效，结果总体有效率67%，能使突眼程度减轻，畏光、流泪、眼睑水肿或复视等症状改善或消失，无明显不良反应。

（4）亚急性甲状腺炎　亚急性甲状腺炎病因不明，一般认为与病毒感染有关，可表现为受累滤泡有淋巴细胞与多核白细胞浸润，滤泡细胞破坏，多核巨细胞出现与肉芽组织形成等。目前，本病的治疗方法仍以皮质类固醇类药物为主，其机制在于调节机体免疫功能紊乱，抑制细胞或体液免疫反应，增强甲状腺滤泡膜的稳定性，抑制巨噬细胞浸润、中性粒细胞聚集以及肉芽组织的形成，并可减少滤泡破坏，使临床症状得以缓解。由于口服糖皮质激素治疗时间较长，且不良反应较多，目前倾向于局部注射治疗。由于该制剂对炎症组织具有导向性，使炎症局部药物浓度高，使其治疗作用更强。现有资料显示，与口服糖皮质激素相比，局部注射疗法用药量少，症状改善快，退热时间与疼痛消失早，甲状腺形态和功能恢复更为迅速，而药物的不良反应较少。

（5）桥本甲状腺炎 为自身免疾性疾病，局部使用免疫抑制剂，可使肿大的甲状腺缩小，也可使早期甲减恢复正常。

儿童甲亢在治疗上与成人甲亢有什么不同？

儿童甲亢主要采用抗甲状腺药物治疗。常需服药 1.5～3 年，停药后复发率较高。而成人甲亢治疗的基本方法有抗甲状腺药物治疗、放射性碘（^{131}I）治疗和甲状腺手术治疗 3 种。

（1）儿童甲亢一般不采用手术治疗，因手术后复发率较高，也容易造成甲减、喉返神经损伤和甲状旁腺功能减退。而当 1～2 个疗程的抗甲状腺药物治疗无效或复发者，对药物过敏或不能坚持服药着，方可考虑手术治疗。

（2）儿童甲亢不宜采用放射性碘（^{131}I）治疗，首先儿童对放射线较成人敏感，疑有致甲状腺癌的可能，故不宜用放射性碘（^{131}I）治疗。其次甲亢儿童用放射性碘（^{131}I）治疗后甲减的发生率也高，有报道达 46%。甲减对于儿童的生长发育甚为不利。

不同类型新生儿甲亢的诊治原则如何？

新生儿甲亢特点是患儿出生时就有甲亢的表现，如肤色潮红、烦躁、多汗、食量大但体重不增加、心率快、甲状腺肿大等。由于致新生儿甲亢的促甲状腺素受体抗体是来源于母体，非自身产生，随着时间的延续，促甲状腺素受体抗体也自行降解，其甲亢症状也将逐渐缓解，所以不经治疗，大多在出生后 1～3 个月自行缓解，无复发，也不留后遗症。偶有不能自行缓解者，可采取相应的方法及时治疗。

新生儿甲亢的治疗：轻症无需治疗，可自行缓解；病情较重者，可影响新生儿的发育，应及时进行治疗。治疗方法如下：

①丙硫氧嘧啶10mg，每8小时1次口服，直至症状减轻再减量。②普萘洛尔每天2mg/kg，分3次口服。③用碘剂和抗甲状腺药物治疗，口服复方碘溶液，每日1~3滴，甲巯咪唑每天0.5~1.0mg/kg或丙硫氧嘧啶每天5~10mg/kg，分3次口服。

有心力衰竭时，可用地高辛。成熟儿0.06mg/kg，未成熟儿0.05mg/kg（也有人认为0.02mg/kg即可）为洋地黄化量，最初给1/2量，其余量每6~8小时，分两次各给1/4，维持量为总量的1/4，每日1次。地高辛量决定于临床，心率130~140次/min为临床有效。

新生儿甲亢最易发生心力衰竭，除用以上方法治疗外，尚可用呋塞米1~2mg/kg，静脉注射，或每日3mg/kg口服，同时应注意低氯、低钠和低血钾症的发生。

硫脲类药物能通过乳汁分泌，对哺乳的新生儿的甲状腺有抑制作用，哺乳期妇女如继续服用硫脲类药物时，不可哺乳新生儿，应人工喂养。

亚临床甲亢的治疗原则是什么？

亚临床甲状腺功能亢进症（亚甲亢）是一种常见疾病，其特征是血中促甲状腺激素（TSH）降低，而甲状腺激素在实验室正常范围内。由于检测方法和研究人群的差异，文献报道本病的发病率不尽相同，一般在0.2%~16%之间。亚临床甲亢是在实验室检查结果基础上诊断的疾病，患者常无甲亢特征性的症状和体征。亚临床甲亢可能因内源性因素或外源性因素引起，可以是暂时的，也可以是持续的。无论何种原因导致的亚临床甲亢，其对组织的不利影响是相似的，主要取决于病程的长短。

诊断亚临床甲亢应除外其他原因引起的TSH降低，如甲亢治疗后垂体分泌 TSH 细胞功能延迟恢复、下丘脑功能不全、正常妊娠、非甲状腺病理状况，或继发于应用糖皮质激素、多巴胺、胺碘酮、干扰素等。在老年患者，由于与年龄相关的甲状腺激素清除障碍，TSH 浓度可能低于正常范围。因此，在诊断亚临床甲亢时应该认真进行体格检查，详细询问病史。亚临床甲亢对患者的身体健康有不利影响，是否需要治疗没有明确的资料，临床医生在考虑治疗前，首先应明确患者的亚临床甲亢是否暂时的。其次，如果是外源性亚临床甲亢，通过减少甲状腺激素，可以使 TSH 恢复到正常范围，一般没有必要进行特殊的治疗。只有内源性的、持续的亚临床甲亢，才考虑相应的治疗。如果患者未接受甲状腺激素治疗，TSH 在 $0.1 \sim 0.45 mU/L$ 之间，且有房颤、已知的心脏疾病和其他严重疾病，2 周内应化验 TSH、游离 T_3（FT_3）、游离 T_4（FT_4）等上述临床情况，应在 3 个月内再次化验 TSH、FT_3。如果重复化验的 TSH 在 $0.1 \sim 0.45 mU/L$ 之间，应进一步做放射性碘检查，除外内源性的亚临床甲亢（即破坏性甲状腺炎、Graves 病、结节性甲状腺肿）。一旦排除内源性甲状腺疾病，应每 $3 \sim 12$ 个月复查 TSH。如果患者 $TSH < 0.1 mU/L$，应及时评估心脏及身体状况，4 周内复查 TSH，有学者认为当 $TSH < 0.1 mU/L$ 时，应进行积极治疗。一般治疗亚临床甲亢患者应注意休息，需要高热量、高蛋白、高维生素、低碘饮食，必要时可应用镇静剂。β 受体阻断剂可以减慢心率，减轻左心室肥厚，改善心慌气短，改善心脏的收缩功能和舒张功能。对破坏性甲状腺炎引起的低 TSH 十分有效。内源性亚临床甲亢患者应用甲巯咪唑治疗 6 个月后，临床症状明显改善，当甲状腺功能恢复正常后，24h 心率减慢、房性早搏、左室体积明显减少。对于老年亚临床甲亢患者，抗甲亢治疗有利于将房颤转复为窦性心律。内源性亚临床甲亢患者经抗甲状腺药物治疗 2 年后，骨密度明显增加。亚临床甲亢患者服用甲巯咪唑每日 $5 \sim 10 mg$，2 个月后，不仅血 TSH 浓度

有所上升，而且也恢复了正常的脉冲式分泌。

亚急性甲状腺炎所致的甲亢治疗原则是什么？

亚急性甲状腺炎是一种自限性疾病，预后一般良好，仅有 5%～10% 的患者会发生甲减。甲状腺细胞在病毒感染的诱发因素下，甲状腺滤泡细胞受到破坏，储存在细胞内的甲状腺激素释放到血液循环中，导致血中甲状腺激素浓度增高，并由此而引起一系列甲亢高代谢症状。随着病程进展，甲状腺滤泡细胞不断地恢复，使其功能逐渐恢复，高代谢症状逐渐减轻，部分患者由于破坏严重，可能会导致甲减。因此，亚急性甲状腺炎的治疗根据病程的不同阶段及病情的严重程度采取的措施不同。轻型患者可用乙酰水杨酸、非甾体类抗炎药（如阿司匹林、吲哚美辛、布洛芬）或环氧－2 抑制剂。中、重型患者可用糖皮质激素适度缓解疼痛、减轻甲状腺毒症症状。甲状腺毒症明显者，可以使用 β 受体阻断剂。由于本病并无甲状腺激素过量生成，故一般不使用抗甲状腺药物治疗。

甲亢危象如何抢救？

去除诱因，防治基础疾病是预防危象发生的关键。尤其要注意积极防治感染和做好充分的术前准备。一旦发生危象则需积极抢救：

（1）抑制 TH 合成　此项措施应在确诊后立即并最先进行。首选丙硫氧嘧啶（PTU），首次剂量 600mg 口服或经胃管注入。如无 PTU 时可用等量甲硫氧嘧啶（MTU）或甲巯咪唑（或卡比马唑）60mg。继用 PTU（或 MTU）200mg 或甲巯咪唑（或卡比马唑）20mg，每日 3 次，口服，待症状减轻后改用一般治疗剂量。

（2）抑制 TH 释放 服 PTU 后 1~2h 再加用复方碘溶液，首剂 30~60 滴，以后每 6~8h 5~10 滴。或用碘化钠 0.5~1.0g 加入 5% 葡萄糖盐水中静滴 12~24h，以后视病情逐渐减量，一般使用 3~7 日停药。如患者对碘剂过敏，可改用碳酸锂 0.5~1.5g/日，分 3 次口服，连服数日。

（3）抑制组织中 T_4 转换为 T_3 和（或）抑制 T_3 与细胞受体结合 PTU、碘剂、β 受体阻断剂和糖皮质激素均可抑制组织中 T_4 转换为 T_3。如甲亢危象是由于甲状腺炎或应用过量 TH 制剂所致，用碘剂迅速抑制 T_4 转换为 T_3 比抑制 TH 合成更重要。而且，大剂量碘剂还可抑制 T_3 与细胞受体结合。如无哮喘或心功能不全，应加用普萘洛尔 30~50mg，每 6~8h 口服一次，或 1mg 经稀释后缓慢静脉注射，视需要可间歇给 3~5 次；氢化可的松 100mg 加入 5%~10% 葡萄糖盐水中静滴，每 6~8h 1 次，氢化可的松除抑制 T_4 转换为 T_3、阻滞 TH 释放、降低周围组织对 TH 的反应外，还可增强机体的应激能力。

（4）降低血 TH 浓度 在上述常规治疗效果不满意时，可选用血液透析、腹膜透析或血浆置换等措施迅速降低血 TH 浓度。

（5）支持治疗 应监护心、肾、脑功能，迅速纠正水、电解质和酸碱平衡紊乱，补充足够的葡萄糖、热量和多种维生素等。

（6）对症治疗 包括供氧、防治感染，高热者给予物理降温。必要时，可用中枢性解热药，如对乙酰氨基酚（扑热息痛）等，但应注意避免应用乙酰水杨酸类解热剂（因可使 FT_3、FT_4 升高）。利舍平 1mg，每 6~8h 肌注一次。必要时可试用异丙嗪、派替啶各 50mg 静脉滴注。积极治疗各种合并症和并发症。

（7）待危象控制后，应根据具体病情，选择适当的甲亢治疗方案，并防止危象再次发生。

甲亢危象的治疗目的是什么?

甲亢未经治疗,或虽经治疗但未控制前,遇到某种应激(如创伤、感染、精神刺激、劳累等),使甲亢病情明显加重,患者处于非常危重的状态,这种状态称为甲亢危象。甲亢危象通常发生在未治疗,或治疗不充分的患者,在感染、劳累、饥饿、紧张、药物反应、心力衰竭、分娩、不适当停用抗甲状腺药物等诱因下发病;危象也可发生在术前未很好准备的甲状腺切除术或甲亢同位素治疗后。由于甲亢危象的死亡率很高,需要积极处理甲亢危象,包括诱发因素、降低体温、β肾上腺素受体阻断剂、抑制甲状腺激素合成、阻断甲状腺激素释放、抑制 T_4 向 T_3 转化及支持治疗等措施。从而降低死亡率。

甲亢危象伴发高热时应采取何种降温措施?

甲亢危象的突出表现为发热,一般在 38~41℃ 之间,可达42℃,伴有面部发红及大汗,但脱水时皮肤可无汗。甲亢危象时的高热,一般的解热镇痛药是难以完全缓解的,应以物理降温为佳。高热患者必须使用冰袋、酒精擦浴等物理降温措施,必要时实施人工冬眠疗法。可使用中枢性解热镇痛药,如对乙酰氨基酚(扑热息痛)等退热药。应注意避免使用乙酰水杨酸类解热剂,因其可竞争性与甲状腺激素结合球蛋白结合,而使游离 T_3 和游离 T_4 水平升高。此外,大剂量水杨酸制剂还可使代谢率加快。烦躁不安者可肌肉或静脉注射地西泮(安定)5~10mg。

怀疑有甲亢危象时最先采取的治疗措施是什么?

临床高度疑似甲亢危象及有危象前兆者应按甲亢危象处理。首先去除诱发因素,注意保证足够热量及液体补充,每日补充液体 3000～6000ml。高热者积极降温，必要时进行人工冬眠。有心力衰竭者使用洋地黄及利尿剂。优先使用 PTU，因为该药可以阻断外周组织中 T_4 向具有生物活性的 T_3 转换。使用抗甲状腺药物 1 小时后使用碘剂。注意糖皮质激素的使用。无心力衰竭者或者心脏泵衰竭被控制后可使用普萘洛尔，有心脏泵衰竭者禁用。经上述治疗有效者病情在 1～2 天内明显改善，1 周内恢复，此后碘剂和糖皮质激素逐渐减量，直至停药。在上述常规治疗不满意时，可选用腹膜透析、血液透析或血浆置换等措施迅速降低血浆甲状腺激素浓度。

甲亢患者发现妊娠后能继续服药吗？

　　甲亢患者中的育龄期妇女，常常出现月经周期紊乱、闭经和不排卵，尤其是中重度甲亢，因此甲亢患者较少合并妊娠；一旦甲亢患者妊娠，很容易发生流产、死胎、早产现象。流产率高达 26％，早产率为 15％，明显高于正常妇女。妊娠会加重甲亢患者的生理负担，使其甲亢症状加重，恶化孕妇的病情。一旦妊娠，妊娠高血压综合征的发病率比正常妊娠组高 10 倍，可能诱发甲亢危象，威胁患者生命。但也不是绝对不能妊娠，轻中度甲亢患者有妊娠条件者仍可妊娠。关于甲亢合并妊娠说法不一，也有认为妊娠不一定使甲亢加重，相反能耐受甲亢，病情有改善的迹象。甲亢病愈者一般不会因妊娠而复发，但妊娠后可转变为永久性甲状腺功能减退症（甲减）。因此甲亢病情控制后，最好在 1 年内避免妊娠。甲亢患者合并妊娠主要采用抗甲状腺药物治疗，禁用放射性同位素、碘剂治疗，禁用普萘洛尔。硫脲类药物能通过胎盘进入胎儿体内，故可抑制胎儿的甲状腺功能。因此在妊娠早期，选用抗甲状腺药物治疗，要尽快控制甲亢症状，以利在妊娠中、晚期减量，此期首选丙硫氧嘧啶，150～300mg/日，分 3 次口服。妊娠中期，即妊娠 3～6 个月，应减少药物用量，如丙硫氧嘧啶每日 100～150mg 为宜，应注意甲亢症状的控制，防止发生甲减。妊娠后期，胎儿出生的前一阶段，抗甲状腺药物的用量要进一步减少或停用。甲亢患者如妊娠，应列为高危妊娠，于妊娠全过程中应在产科及内分泌科共同监护下度过孕产期。

甲亢患者合并妊娠后药物选择有哪些注意事项？

（1）甲亢患者合并妊娠首选丙硫氧嘧啶（PTU），尽可能使用小剂量药物治疗。因为 PTU 与血浆蛋白结合比例高，胎盘通过率低于咪唑类药物，PTU 通过胎盘的量仅是咪唑类药物的的 1/4。另外甲巯咪唑较 PUT 更易导致皮肤发育不全。所以甲亢合并妊娠患者应首选 PUT，甲巯咪唑可作为二线药物。目前国外学者认为妊娠甲亢也可选用甲巯咪唑，也不会引起胎儿畸形。

（2）不主张合并使用左旋甲状腺素片（$L-T_4$）。

（3）由于药物本身可从乳汁分泌，产后如需继续服药，一般不宜哺乳。如必须哺乳，应选用 PTU，且用量不宜过大。

（4）普萘洛尔可使子宫持续收缩而引起胎儿发育不良、心动过缓、早产及新生儿呼吸抑制等，故应禁用。

（5）原使用甲巯咪唑治疗者，一旦明确已怀孕，应立即改为 PTU 治疗，分娩后甲亢仍存在则应换回甲巯咪唑。

甲亢患者合并妊娠后甲状腺功能应控制在什么水平为宜？

甲亢合并妊娠的妇女 TT_4、FT_4 应控制在正常值的上线。甲亢合并妊娠患者病情的控制应适度，不必将心率、基础代谢率、甲状腺功能检查（T_3、T_4）等观察指标完全控制到正常范围，因为即使是正常孕妇，上述观察指标也会略高于正常范围，过低地控制病情反而会引起母子的甲状腺功能低下。

甲亢患者合并妊娠，在何种情况下需终止妊娠？

甲亢合并妊娠的妇女终止妊娠需考虑两方面问题：

（1）胎儿生长发育障碍、畸形或产生远期不良后果，应终止妊娠。因为放射性碘（^{131}I）对早期胚胎的器官发育可能会有致畸作用，故1年内进行过放射性碘（^{131}I）治疗的甲亢孕妇，或孕妇做放射性碘诊断检查者应考虑终止妊娠。因抗甲状腺药物可通过胎盘，对胎儿甲状腺功能有抑制作用，故甲亢孕妇病情较重，小剂量抗甲状腺药物无法控制疾病者，应考虑终止妊娠。

（2）孕妇的甲亢症状较重而难以控制或已并发甲亢性心脏病，没有得到缓解。随着妊娠的进展，心脏负担势必日益加重而威胁孕妇生命安全，需适时终止妊娠。

甲亢并妊娠者若要行甲状腺手术，应该在妊娠周期的什么时间施行？

妊娠期一般不宜做甲状腺次全切除术，如择期手术治疗，宜于妊娠中期（即妊娠第4～6个月）施行。

胫前黏液性水肿应采取哪些治疗手段？

甲亢患者中约5%的患者有典型对称性黏液性水肿，常与浸润性突眼同时或之后发生，有时不伴甲亢而单独存在。多见于小腿胫前下1/3部位，称为胫前黏液性水肿，是本病的特异性表现之一。黏液性水肿性皮肤损害也可见于足背和膝部、面部、上肢，甚至头部。初起时呈暗紫红色皮损。皮肤粗厚，以后呈片状或结节状叠起，最后呈树皮状，可伴继发感染和色素沉着。在少数患者中尚可见到指端软组织肿胀，呈杵状，掌指骨骨膜下新骨形成（肥皂泡样），以及指或趾甲的邻近游离边缘部分和甲床分离，称为指端粗厚，为 GD 的特征性表现。病情较轻者不需治疗，肾上腺皮质激素及生长抑素有一定疗效，可用倍他米松软膏等局部外用，每晚 1 次，疗程 1 年左右，疗效较好，但停药后可复发。严重者甲强龙静脉点滴有一定疗效。

甲亢患者发生低钾性麻痹后应如何处理？

由于甲亢周期性麻痹患者多伴低钾血症，随着低钾程度的增加可出现肢体疼痛、口渴、多汗、潮红等周期性麻痹前驱症状。因此需要对患者注意观察。尤其是出现可疑低钾的前驱症状时需要仔细辨别，及时处理。出现低钾的前驱症状时，应该预防性给予补充钾盐，一般可给予 10% 氯化钾液 10 ~ 20ml 口服；也可给氯化钾片 1g 水溶后服用，好转不明显可于 2 小时后重复 1 次，直至症状完全缓解。而当患者出现低钾性周期性麻痹时，应该立即给予 10% 氯化钾液口服，每次 20 ~ 30ml，每日 3 ~ 4 次，直至病情好转后再减量和停药。一般情况下，应避免静脉补钾，尤其不宜使用葡萄糖溶液稀释钾剂。病情特别严重者，血清钾在 2.5mmol/L 以下时可静脉补钾，10% 氯化钾 30ml 加入生理盐水 1000ml 中缓慢静脉滴注，症状缓解后改为口服维持。补钾时，应密切注意血钾和心电图变化，并记录尿量，当尿量大于 40ml/h，补钾是安全的。若无氯化钾溶液或氯化钾片，患者可进食含钾丰富的食物，如蘑菇、青菜、香蕉、橘子、茶叶等，平时饮食多补充含钾丰富的食物。

周期性麻痹补钾的原则是什么？

周期性麻痹静脉补钾时需注意：①补钾时浓度不得超过3%，以免因局部刺激发生剧痛；②速度不超过每分钟40~60滴，切忌静脉推注以防血钾突然升高，导致心室纤颤和心跳骤停；③补钾时不能与葡萄糖混合输注，亦不能加用胰岛素混合输注，因二者均可将钾带入细胞内，降低血清钾；④严密观察尿量，每日尿量必须在700ml以上，每小时尿量30ml以上，才能继续补钾。

甲亢控制后周期性麻痹是不是可以随之痊愈？

甲状腺功能亢进引起周期性麻痹发作时，多数患者伴血钾低，经补钾后麻痹很快缓解或消失，也有部分患者发作时血钾正常，甚至有报道发作时为高血钾。目前认为甲亢患者对儿茶酚胺敏感性增强，交感神经兴奋，胰岛素和醛固酮分泌增多，在高糖饮食、劳累、寒冷、紧张等诱因作用下，体内的钾离子迅速从细胞外向细胞内转移，出现了细胞外低钾血症，引起周期性麻痹发作。临床上在预防周期性麻痹发作时，首先是积极控制甲亢，同时可以服用β受体阻断剂，口服钾盐制剂，可以减轻发作时麻痹的程度和减少发作的次数。随着甲亢的逐渐好转，周期性麻痹也随之好转，发作周期越来越长，麻痹程度越来越轻，发作时程也越来越短。甲亢治愈后低钾麻痹也可随之消失。

甲亢突眼的治疗方法有哪些？

甲亢突眼大多是自限性的，一般能在3~6月中自发缓解，仅5%左右发展到严重危害视力，损害容貌的程度。多见于老年男性。一般轻型眼病仅需对症治疗。严重病例需综合治疗。包括局部治疗，全身使用免疫抑制剂，眶部放疗，血浆置换，外科眼眶减压术等治疗。

治疗甲亢突眼的药物有哪些？

（1）糖皮质激素　糖皮质激素对 Graves 眼病（GO）活动期的流泪、畏光、复视、充血、水肿等有明显的治疗作用，并可以使眼球突出度减小，是目前 GO 活动期治疗的主要药物。由于给药途径的不同，所收到的疗效也有所不同。糖皮质激素治疗的方法有 3 种：口服、局部用药（球后或结膜下注射），以及近 20 年来国内外逐渐采用的大剂量甲泼尼松龙静脉冲击治疗。局部应用糖皮质激素常用长效糖皮质激素（曲安奈德），虽然不良反应轻，但疗效不及全身用药，仅适合有活动期 GO 伴全身应用糖皮质激素禁忌证的患者。口服糖皮质激素用于治疗活动期 GO，能有效改善软组织相关症状及视神经功能，有利于视力的恢复，但对眼外肌功能障碍及眼球突出度的改善不明显。临床一般采用大剂量、长疗程方法，静脉应用甲泼尼松龙比口服更有优势，存在起效快、效果好、不良反应少、不易复发等优点，尤其对眼外肌功能障碍及眼球突出度的改善更加明显。

（2）生长抑素类似物（奥曲肽、兰瑞肽）　奥曲肽和兰瑞肽治疗 GO 的机制尚未完全清楚，可能与直接结合眶内生长抑素受体、间接使胰岛素样生长因子等其他细胞因子释放减少，抑制GAG 合成有关。生长抑素类似物疗效确切、不良反应少，但价格昂贵。

（3）免疫球蛋白　大剂量静脉应用免疫球蛋白治疗活动期GO 的疗效与糖皮质激素相当，且不良反应少，缺点是价格昂贵。

（4）免疫抑制剂　环磷酰胺、甲氨蝶呤及环孢素等免疫抑制剂一般用于糖皮质激素治疗不敏感的活动期 GO，由于此类药物不良反应相对明显、疗效尚有争议，临床并未得到广泛应用。尚可与糖皮质激素类合用。

什么是甲亢突眼的球后放射治疗？

眶部放射治疗 GO 已有 60 余年的历史，是 GO 治疗的主要手段之一。放射治疗的机制是非特异性抗炎的作用，可以减轻眶内淋巴细胞的浸润，减少 GAG 的产生。该法主要用于活动期 GO 的治疗，尤其是早期急性发作时。早期采用放射治疗可抑制成纤维细胞增生，当病变已纤维化，则对放射治疗不敏感。一般患者的耐受性较好，但由于放射治疗初期会有一过性水肿加重、白内障形成及致癌的可能性，故 30 岁以下患者慎用或禁用。

突眼患者应用口服激素有效吗？

糖皮质激素治疗的方法有 3 种：口服、局部用药（球后或结膜下注射）以及近 20 年来国内外逐渐采用的大剂量甲泼尼龙静脉冲击治疗。口服糖皮质激素用于治疗活动期 GO，能有效改善软组织相关症状及视神经功能，有利于视力的恢复，但对眼外肌功能障碍及眼球突出度的改善不明显。临床上因 GO 就诊的患者绝大多数是由于病变累及眼外肌造成活动障碍或容貌改变，此时应用口服激素治疗疗效欠佳，故应尽早选择疗效肯定的治疗方法。

球后照射治疗突眼的有效率如何？

球后照射治疗的有效率在60%，对近期的软组织炎症和近期发生的眼肌功能障碍效果较好。近几年来由于直线加速器的使用，使放疗的效果有较大改善。有学者认为一般剂量为20Gy，分10 次在 2 周内完成，也有人用30Gy，分 15 次进行，无明显不良反应，且自觉症状、充血体征、突眼、视神经症状均有改善，病程短者较病程长者的反应好。最近有学者利用远距钴行眶部照射，发现对中等严重程度的 GO 而言，1Gy/周共 20 周的照射较 1～2Gy/d共 2 周疗法的效果及耐受性更佳。有人用随机双盲的方法研究了泼尼松和眶部放疗对 TAO 的作用，认为两种方法治疗有效率基本相当，但激素组不良反应明显高于放疗组。眼眶放疗的缺点是可能造成放射性视网膜病。现认为球后放疗和糖皮质激素联合治疗，较单用激素更佳。有学者观察到眶部放疗可诱导眼眶成纤维细胞抗炎细胞因子 IL－1γ 基因的表达，这对 TAO 恢复有益。另有学者研究表明，TAO 合并视神经病变患者行眶部放疗后，视神经病变得到了明显改善。糖尿病和高血压视网膜病变是眶照射的禁忌证。

突眼患者应如何选择治疗方案？

突眼分为单纯性和浸润性突眼两类。单纯性突眼随着甲亢的治疗而逐渐减轻，但浸润性突眼就不一定。对于浸润性突眼的患者除进行局部治疗外，应选择合适的全身治疗方案。

（1）药物治疗　糖皮质激素加免疫抑制剂具有起效快、效果好、不良反应少、不易复发等优点，尤其对眼外肌功能障碍及眼球突出度的改善更加明显。生长抑素类似物奥曲肽和兰瑞肽治疗 GO 的机制尚未完全清楚，可能与直接结合眶内生长抑素受体、间接使胰岛素样生长因子等其他细胞因子释放减少，抑制 GAG 合成有关 。生长抑素类似物疗效确切、不良反应少，但价格昂贵。若经济条件允许可联合糖皮质激素加免疫抑制剂应用。

（2）放射治疗　眶部放射治疗突眼已有 60 余年的历史，是突眼治疗的主要手段之一。放射治疗的机制是非特异性抗炎的作用，可以减轻眶内淋巴细胞的浸润，减少 GAG 的产生。该法主要用于活动期 GO 的治疗，尤其是早期急性发作时。早期采用放射治疗可抑制成纤维细胞增生，当病变已纤维化，则对放射治疗不敏感。一般患者的耐受性较好，但由于放射治疗初期会有一过性水肿加重、白内障形成及致癌的可能性，故 30 岁以下患者慎用或禁用。

（3）眼眶减压治疗　一旦视神经受累，应推荐眼眶减压术。眼眶减压术的指征包括：①严重的眼球突出，有疼痛或角膜溃疡；②视神经症状经药物治疗无反应或需长期大剂量糖皮质激素治疗而患者有相对禁忌证；③有复视的患者，最终需要用眼外肌手术来纠正时；④患者的眼病病情较稳定，但是存在一种难于接受的损害缺陷。

甲亢突眼患者在应用激素治疗时如何避免激素的戒断反应？

甲亢突眼患者应短期、大剂量应用激素治疗以避免激素的戒断反应。糖皮质激素常被运用于治疗各类应激反应、免疫性疾病和炎症状态，其临床应用非常广泛，但糖皮质激素也会引起一些不良反应，如戒断反应。戒断反应是指突然停撤药后出现一些原来没有的临床综合征，如肌痛、关节痛、肌强直、疲乏无力、发热、情绪低落或无欲状态，少数患者可致虚脱，为下丘脑－垂体－肾上腺轴系统暂时性功能紊乱所致。此时应及时恢复原来使用激素种类和剂量，待症状平稳后缓慢减量，逐步停药。但如果采用短期、大剂量激素冲击治疗可以减少激素的不良反应。激素的不良反应通常与剂量及疗程密切相关，单剂量或 1 次大剂量给药很少导致机体的损害。成人每日用泼尼松剂量若小于 7.5mg 则很少有不良反应，若大于 7.5mg 发生率则增多，大剂量，长疗程使用激素其不良反应明显增加，应尽量避免。目前多主张采用短疗程大剂量糖皮质激素冲击治疗，可减少黏多糖沉积或加速其吸收，以达抗感染、免疫抑制作用。并且可保持下丘脑－垂体－肾上腺系统的正常功能，减少激素的不良反应。

甲状腺相关性眼病的治疗原则是什么？

治疗甲状腺相关性眼病（TAO）的目的是纠正甲状腺功能及下丘脑－垂体－甲状腺轴功能的异常，改善和保护视力，减轻疼痛。该病大多为自限性，一般能在3～36个月内自行缓解。仅5％左右的患者会发展到严重危害视力、损害容貌的程度，要获得良好的疗效，早诊、早治是关键。一般轻度眼病可随甲状腺功能的恢复而消失，只需观察随访，并给予对症治疗，如避免强光、灰尘刺激，适当用一些眼药水以缓解眼干不适等。中度突眼的患者，如果疾病处于活动期，可以采用免疫抑制治疗，大剂量糖皮质激素冲击治疗，也可以采用球后放射治疗。如果疾病处于静止期，则考虑康复性手术治疗，按先后顺序依次进行眼眶减压术，眼外肌手术，眼睑手术。重度突眼患者，则可以考虑大剂量甲泼尼龙冲击治疗或眼眶减压术。吸烟和甲状腺功能异常是TAO进展的危险因素，TAO任何阶段必须注意戒烟及维持甲状腺功能正常。在TAO的任何阶段尚可采用一般性支持治疗以改善不适症状和保护角膜。

什么样的患者适合甲状腺相关性眼病的冲击治疗？

具有以下临床表现的患者可以进行甲状腺相关性眼病的冲击治疗：①眼球突眼，突眼度大于18mm；②处于活动期；③眼肌增粗；④眼球活动受限；⑤视力下降。

而以下患者不宜进行冲击治疗：患结核、消化性溃疡、骨质疏松、糖尿病、高血压、严重感染、肝肾功能不全、精神病和有精神病家族史的患者。若上述患者必须治疗，应在冲击治疗的同时治疗原发病。

甲状腺相关性眼病冲击治疗有哪些方案，治疗效果如何判断？

目前甲状腺相关性眼病常见全身治疗方法包括以下9种：

（1）甲泼尼龙500mg，静滴，1次/日，连用3日，休息5~7日，再冲击一疗程。

（2）甲泼尼龙500mg，环磷酰胺200mg，静滴，1次/日，连用3日。

（3）甲泼尼龙500mg，环磷酰胺200mg，静滴，奥曲肽（善宁）0.1mg，皮下注射，1次/日，连用3日。

（4）甲泼尼龙500mg，环磷酰胺200mg，静滴，奥曲肽（善宁）0.1mg肌肉注射；甘露醇125ml静滴，呋塞米20g静推；每日1次，连用3日。

（5）泼尼松60mg，1次/日，半月后50mg，1月后40mg，每半月剂量略减。

（6）地塞米松5mg，球后注射，2次/周，共10次。

（7）地塞米松5mg，环磷酰胺20mg，球后注射，2次/周，共10次。

（8）地塞米松5mg，环磷酰胺20mg，环孢素A 10mg，球后注射，2次/周，共10次。

（9）奥曲肽（善宁）0.1mg，皮下注射，1次/日。

冲击治疗的疗效判断标准为：①痊愈：突眼度小于16mm，眼部症状消失；②好转：突眼度回缩在2mm以上，球结膜充血、水肿消失，复视改善；③无效：突眼度回缩小于2mm，眼部症状无改善；④加重：突眼加剧。

甲状腺相关性眼病全身治疗的不良反应有哪些？

主要不良反应包括轻度兴奋、失眠，低钾乏力，胃肠道不适，球结膜充血、水肿、淤血。总不良反应发生率在 8.9% ~ 13.2%。在甲状腺相关性眼病的活动期，甲泼尼龙、环磷酰胺、甘露醇、呋塞米、奥曲肽联合治疗疗效最好，治愈率在 47%，总有效率为 88%，且不良反应较其他治疗无增加。

甲状腺相关性眼病球后注射疗效如何？

局部球后糖皮质激素注射，往往应用长效糖皮质激素曲安奈德球后注射，该药效力是可的松的 20 ~ 30 倍，其局部作用时间可维持 2 ~ 3 周，故只需每 2 ~ 3 周注射一次即可。球后注射免疫抑制剂及生长抑素具有良好的疗效，而且可避免因长期用药而导致的全身不良反应，局部不良反应主要表现为结膜充血、水肿、淤血及眼睑皮下淤血，无需特殊处理，可自行痊愈，且患者能耐受，不影响疾病的治疗。但总结多项研究结果，球后糖皮质激素注射的总疗效逊色于全身治疗。

口服糖皮质激素治疗甲状腺相关性眼病的疗效如何？

口服糖皮质激素用于治疗活动期甲状腺相关性眼病，能有效改善软组织相关症状及视神经功能，有利于视力的恢复，但对眼外肌功能障碍及眼球突出度的改善不明显。早期的方法为长期、大剂量口服泼尼松，显效后逐渐减量至维持剂量。文献报道总有效率 66% ~ 90.63% 不等。

甲亢合并房颤时如何治疗？

甲亢患者中 10%～15% 发生心房颤动。甲亢患者发生心力衰竭时，30%～50% 与心房颤动并存。甲亢合并房颤应积极治疗原发病，甲亢控制后，与甲亢相关的房颤不用药也可望完全转复。若甲亢控制已经 4 个月而仍持续房颤者自行转复的可能性小，建议应做心律转复。治疗方法为：

（1）抗甲状腺药物治疗　给予足量抗甲状腺药物，控制甲状腺功能至正常。

（2）碘（^{131}I）治疗　经抗甲状腺药物控制甲状腺毒症症状后，尽早给予大剂量的 ^{131}I 破坏甲状腺组织；为防止放射性损伤后引起的一过性高甲状腺激素血症加重心脏病变，给予 ^{131}I 的同时需要给予 β 受体阻断剂保护心脏；^{131}I 治疗后 2 周恢复药物治疗，等待 ^{131}I 发挥其完全破坏作用；^{131}I 治疗后 12 个月内，调整抗甲状腺药物的剂量，严格控制甲状腺功能在正常范围；如果发生 ^{131}I 治疗后甲减，应用尽量小剂量的左旋甲状腺素片控制血清 TSH 在正常范围，避免过量左旋甲状腺素片对心脏的不良反应。

（3）β 受体阻断剂　普萘洛尔可以控制心动过速，也可以用于心动过速导致的心力衰竭；为了克服普萘洛尔引起的抑制心肌收缩的不良反应，需要同时使用洋地黄制剂。

甲亢的急性肌病有何表现？

急性肌病在甲亢患者很少发生，肌肉活检见肌纤维退行性变，肌纤维表面不规则，有乳头状突出。发病迅速，表现为进行性严重肌无力，患者在数周内可见说话、吞咽困难，发音障碍，复视及四肢无力，表情淡漠，抑郁，也可合并甲亢危象，引起呼吸肌麻痹时可见呼吸困难，甚或呼吸衰竭，病势凶险。对急性肌病患者治疗关键是护理，维持呼吸通畅。必要时行气管切开术。当甲亢控制后，急性肌病随之好转。

甲亢伴发重症肌无力时应如何治疗？

本病的治疗原则为尽快使肌无力症状得以缓解，防止症状进展而出现肌无力危象。治疗主要采用新斯的明、安贝氯铵（酶抑宁）、免疫抑制剂等药物，促进肌肉功能的恢复，同时尚需注意稳步控制甲亢。对于肌无力症状可用抗胆碱脂酶药物治疗，轻症选用新斯的明每日 5～15mg，或吡斯的明，每日 60～120mg 或安贝氯铵每日 10～20mg，重症患者剂量加倍。抗胆碱脂酶药物应从小剂量开始，避免剂量过大引起药物中毒症状。抗胆碱脂酶药物治疗效果不满意者，可用糖皮质激素类药物，如促肾上腺皮质激素每日 100U，肌注或静滴，或泼尼松每日 30～140mg，隔日或每日一次口服，症状好转后减量。对病程长、肌无力严重、药物治疗效果不好的患者，可考虑胸腺放疗或手术切除治疗。这种治疗有一定疗效，但并不是 100% 有效。

甲亢性心脏病能否治愈？

单纯甲亢性心脏病在甲亢控制后，大多可恢复正常，但必须强调的是，应及早做出诊断，及时给予充分的治疗，甲亢性心脏病的治疗重点在于对甲亢性心脏病的早期诊断，这样可以避免心脏长期受到甲状腺激素的毒性作用，避免心脏重塑及其电生理的改变，减少心力衰竭的发生。不及时、不合适、不充分的治疗，也可能因心脏病而危及生命。心房颤动在甲亢治愈后 3 个月内 60% 以上会自发转为窦性心律，若超过半年仍持续存在应做电复律。因为据统计，在甲亢相关的心房颤动中，有 15% 的患者可合并血栓栓塞。原有心脏病的甲亢患者在甲亢控制后，虽然多数患者心脏病的症状可获得改善，但仍有部分症状不能完全消失，应由专科医生作相应的诊断和处理。

预防保健篇

- ◆ 甲亢与哪些应激因素有关?
- ◆ 甲亢患者的情绪调节需注意什么?
- ◆ 围绝经期综合征与甲亢在症状上如何鉴别?
- ◆ 甲亢与糖尿病关系如何?
- ◆ 甲亢引起的血糖升高有什么特点?
- ◆ 甲亢治愈后需要定期随访监测甲状腺功能吗?

甲亢与哪些应激因素有关？

甲亢的发病与很多应激因素有关，如感染：包括细菌感染与病毒感染所致的某些疾病；长期的精神创伤或强烈的精神刺激，如忧虑、悲哀、惊恐、紧张等；少数患者的发病与过度疲劳、外伤、妊娠、摄入过多的含碘食物如：海带、海鱼及接触含碘药物如胺碘酮、复方碘液等有关。

甲亢患者的情绪调节需注意什么？

甲亢患者应学会调节自身的情绪，避免不良的情绪伤害，如紧张、恐惧、忧虑、愤怒、悲伤等，应保持心情舒畅，避免任何刺激和情绪波动，避免过度疲劳，注意充分休息。另外，家属需为患者努力营造一个安静、和睦的家庭环境。

围绝经期综合征与甲亢在症状上如何鉴别？

（1）精神神经系统　甲亢表现为易兴奋激动、急躁好动、易怒、常失眠、手震颤。围绝经期综合征表现为烦躁易怒、抑郁、注意力不集中与记忆力减退等。

（2）心血管系统　甲亢表现为怕热多汗，心悸、气促，稍活动即明显加剧，心动过速等。围绝经期综合征表现为潮热、多汗、胸闷、气短、心慌、血压升高等。

（3）月经　女性甲亢患者表现为月经减少，周期延长甚至闭经。更年期患者则表现为月经紊乱，有的月经量减少，时间缩短，周期延长直到完全绝经。亦有经期间隔缩短、经量增多、阴道不规则出血直到绝经。

（4）特有表现　甲亢患者特有的表现为突眼、食欲亢进、甲状腺肿大、大便次数增加、消瘦、脉压增大、两手和舌体会有震颤。更年期综合征的特有表现为腰酸背痛、膝关节疼痛、频尿或尿失禁，子宫、输卵管、卵巢组织萎缩，皮肤干燥、弹性消失。当然辅以化验甲状腺功能、性激素及促性腺激素等，不难鉴别。

甲亢与糖尿病关系如何？

甲亢与糖尿病可同时发病，也可先后发病。甲亢和糖尿病的早期临床表现有许多相似指征，如二者均有多食，乏力，消瘦等症状，因此可相互掩盖，易造成漏诊、误诊。目前，对于糖尿病合并甲亢还是甲亢合并糖尿病，尚无定论，大多数学者认为二者有共同的免疫遗传学基础，由于遗传缺陷，加上病毒感染、饮食、环境、情绪等因素影响，造成免疫平衡的破坏，产生免疫疾病之间的重叠现象。日本一项研究发现，年龄大的患者中这两种疾病的并存率最高。甲亢合并糖尿病的发病率在 $1\% \sim 57\%$；而糖尿病合并甲亢的发病率在 $23\% \sim 38\%$。

甲亢引起的血糖升高有什么特点？

甲亢时血糖升高是由于甲状腺激素可以使肝糖原分解加速，并促使肠道对葡萄糖的吸收增加，胰岛素降解加速，机体对胰岛素的敏感性降低，引起糖耐量减低，而不发生明显的糖尿病。甲亢患者在口服葡萄糖耐量试验中血糖升高的特点主要表现为其空腹血糖可以正常或者增高，但高峰多在 30～60 分钟，很少延长到 2～3 小时。甲亢经治疗后甲状腺功能恢复正常时，糖耐量一般随之恢复正常，血糖趋于正常。

如何鉴别是甲亢引起的血糖升高还是甲亢同时又合并了糖尿病？

对于甲亢患者，如果经过正规治疗后，消瘦、乏力、食欲亢进等临床症状无好转甚至加重者，要及时检查血糖，甲亢引起的血糖升高达糖尿病诊断标准即属于特殊类型糖尿病，应做口服葡萄糖耐量试验（OGTT）以协助诊断糖尿病，因为甲亢患者常伴有不同程度的糖代谢紊乱，其空腹血糖可以正常或增高，但通过 OGTT 可以协助诊断甲亢是否合并了糖尿病还是暂时糖代谢紊乱引起的血糖升高，前者 2 小时血糖 ≥11.1mmol/L，后者血糖高峰多在 30～60 分钟，很少延长到 2～3 小时。甲亢引起的血糖升高在甲亢经正规治疗后一般随之恢复正常，但糖尿病必须坚持长期正规治疗。

同时有甲亢和糖尿病两种疾病的患者还应该警惕哪些疾病？

甲亢与糖尿病的发病机制均存在遗传因素，两者也有着共同的免疫学基础，可能是由于遗传缺陷和易感性，以及免疫平衡受到破坏，两者均可受到病毒、饮食、环境、情绪等因素的影响。因此同时患有甲亢和糖尿病的患者还应该警惕其他自身免疫性疾病如重症肌无力、类风湿关节炎、原发性血小板减少性紫癜等，另外脂代谢紊乱和高血压等疾病也应注意。

甲亢治愈后需要定期随访监测甲状腺功能吗？

由于甲亢治愈后仍有复发的可能性，尤其是在甲亢治愈后 3 年内，因此在停药后，最好每 6 个月到 1 年随访检测甲状腺功能。

母亲患有甲亢，其子女需要定期检查吗？

甲亢与遗传有一定的关系，临床上的甲亢病患者，大多是有家族性的，患甲亢病的母亲，其子女的甲状腺对病原体的易感性就较其他人高，虽然他们对甲亢的易感性较高，但不是每个人都会患甲亢，感染、精神应激等是重要诱发因素，因此，在一定程度上，甲亢患者的子女应定期检查。

青少年甲亢患者能正常参加体育课吗？

在药物治疗期间，适当减少或免修体育课是需要的，活动量增加将造成组织需氧量的增加，从而加重甲亢的高代谢状态，使物质代谢和氧的消耗均增加，一方面加重甲亢病情，另一方面易致机体处于乏氧状态。常表现为容易疲劳，注意力不集中，学习成绩下降，甚至发生肌无力。同时，运动量增加还可加重心脏负担和导致心率异常，影响正常的生长发育，这些都不利于甲亢病情的控制。反之，尽量减少活动，充分休息可使新陈代谢减缓，改善机体高代谢状态，降低大脑皮层的兴奋性，并使机体乏氧状态明显改善，减轻疲劳感和乏力症状。当然，随着病情的有效控制和好转，可逐渐增加活动量和适当的参加体育活动。

甲亢患者的饮食需要注意什么？

甲亢属于超高代谢综合征，基础代谢率增高，蛋白质分解代谢增强，需供给高热能、高蛋白、高碳水化合物、高维生素饮食，以补偿其消耗，改善全身营养状态。热能需要量应结合临床治疗需要和患者食量而定。一般较正常人增加 50% ~ 70%。每人每天宜供给 12.55 ~ 14.64MJ（3000 ~ 3500kcal）。避免一次性摄入过多，应适当增加餐次，正常三餐外，另加副餐 2 ~ 3 次。临床治疗开展时，要及时根据病情，不断调整热能及其他营养素的供给量。应适当增加碳水化物供给量，通常占总热能 60% ~ 70%；蛋白质应高于正常人，可每天 1.5 ~ 2.0g/kg；不宜多给动物蛋白，因其有刺激作用，应占蛋白总量 33.3% 左右；脂肪供给量正常或偏低。适当增加矿物质供给，尤其是钾、钙及磷等，如有腹泻更应注意。多选用含维生素 B_1、维生素 B_2 及维生素 C 丰富的食物，适当多食肝类、动物内脏、新鲜绿叶蔬菜，必要时补充维生素类制剂。甲亢患者常伴有排便次数增多或腹泻的症状，所以对饮食纤维多的食品应加以限制。在高代谢状态未能改善以前，患者可采用高蛋白、高热量饮食，除糖类外，可食用牛奶、豆浆、瘦肉、鸡蛋、鱼、肝等食物，在两餐基本饮食之间可加牛奶、豆浆、甜食品。禁食含碘食物，如海带。患者出汗多，丢失水分多，应保证足够的供水量，平时不易喝浓茶、咖啡等刺激性饮料。

什么叫做甲亢复发?

甲亢复发是指按正规治疗 2 年以上，达到持久性恢复或临床痊愈标准，如肿大的甲状腺明显缩小，超声波显示血流正常，TRAb 滴度持续下降到正常以及垂体 - 甲状腺轴正负反馈调节恢复正常，但停药后临床症状和实验室检查再次出现异常达到诊断标准。有些患者病情时好时坏，是病情反复，不是复发。

甲亢患者能妊娠吗?

甲亢患者在一定前提下是可以妊娠的。甲亢患者接受抗甲状腺药物治疗,血清 TSH 达到正常范围,停用抗甲状腺药物后可以妊娠,或者减少抗甲状腺药物剂量,使血清处于正常值的上 1/3 范围也可以妊娠。若接受^{131}I 治疗 1 年后可妊娠,妊娠应选择在甲亢病情稳定时。

妊娠后甲亢病情会加重吗?

甲亢和妊娠可相互影响,对妊娠的影响为早产、流产、妊娠高血压综合征及死胎等;而且妊娠可加重甲亢病情,增加患者的心脏负荷,孕晚期和分娩时甚至引起充血性心衰。

患有甲亢的孕妇, 在分娩后能哺乳吗?

如果妊娠甲亢患者在妊娠后期已停用抗甲状腺药物,甲状腺功能正常,分娩后立即进行哺乳应视同正常产妇哺乳。传统的观点是因抗甲状腺药物可经乳汁分泌,凡分娩后继续服用抗甲状腺药物,不宜授乳。但近年一项长达 7 年的前瞻性的随访观察表明哺乳甲亢妇女服用丙硫氧嘧啶(PTU)或甲巯咪唑(MMI)对哺其乳汁的下一代的甲状腺功能无不良影响,智商与同龄儿童也无差异。但此观察结果尚需大规模、多中心、长时期的随机、双盲、安慰剂对照的临床试验来进一步证实。

孕妇会把甲亢传给孩子吗?

由于甲亢是一种自身免疫性疾病,产生的刺激性抗体(TSAb 或 TSI)兴奋甲状腺上的 TSH 受体,引起母体甲亢。该抗体也可通过胎盘进入胎儿，易引起新生儿甲亢。所以患甲亢的妇女，若急于妊娠而尚未妊娠者，最好等到甲亢治愈以后，至少也要在 TRAb 转阴后再考虑。如已妊娠，则需要密切观察。实际上妊娠期常伴免疫抑制的状态，甲状腺的自身抗体会逐渐减少，在妊娠后期甚至消失。

甲亢的母亲会产下甲减的婴孩吗?

甲亢的母亲可能会产下甲减的婴孩。抗甲状腺药物可自由通过胎盘，抑制胎儿合成甲状腺激素，使胎儿 TSH 增高，可能引起胎儿甲状腺功能减退，故尽可能采用量小而有效维持剂量。

甲亢母亲产下的孩子最好在什么时候接受甲状腺功能的评价?

由于甲亢母亲产下的孩子体内 TRAb 会逐渐被分解代谢，但速度较慢，因此应在出生时检查甲状腺功能，在 4～6 周时应复查。

中老年甲亢患者补钙的注意事项有哪些?

中老年甲亢患者应补充钙剂或食用含钙高的食品及维生素 D 制品，如深绿色叶菜类、骨头汤、奶和奶制品是最好的钙的营养来源，其矿物质含量高，而且有利于吸收及骨骼生长，并应适量活动与锻炼。伴有骨质疏松症的患者，由于雌激素或睾酮缺乏加剧了因年龄增长而引起的降钙素水平下降，使骨吸收在 50 岁以后更加明显，故治疗可加用己烯雌酚、尼尔雌醇或炔雌醇。但切忌补钙过量，过量的钙剂补充会增加中老年甲亢患者心血管疾病的危险性。

甲亢患者可以吃人参等补品吗?

中医是根据"辨证施治"的原则治疗疾病,对于甲亢患者的进补也不例外,既要根据患者的体质和病情的轻重,更要判断病情的寒热、虚实。对虚证患者,还要分清阴虚、阳虚、气虚和血虚。甲亢多属阴虚阳症,但还有其他类型,用药时必须仔细分清。有人认为虚证就应进补,吃鹿茸、人参、阿胶和紫河车等滋补药,结果不但没有治好病,反而引起发热、腹胀、鼻血或咯血。阴虚型甲亢病常伴随内热病症,患者表现口干咽燥、食欲亢进、多汗、怕热、心慌、疲倦乏力等。对此型甲亢病应当采用滋阴养液、滋补肾阳,以救津液的治疗原则。倘若随意使用助阳、补气或补血药品的话,就会适得其反,引致助火劫阴或气血偏亢的弊病。有人认为吃补药就可以不吃抗甲状腺功能亢进的药,或者害怕同时服几种药引起不良反应,擅自停用治疗甲亢的药物,更是有害无益。甲亢患者是否需要服用滋补药物以及怎样补充,要有一定原则,患者自己没有把握的话,应该向医生请教,不要擅自乱用。

甲亢治愈后还需要忌碘饮食吗?

甲亢是患者的甲状腺不受控制地产生过多的甲状腺激素,而引起的一系列异常改变和表现。其中生产甲状腺激素的主要"原料"之一就是"碘",因此若不忌碘饮食,就等于不断为甲状腺提供生产甲状腺激素所需的原料,其结果就是有更多的甲状腺激素产生,最终加重甲亢病情。因此,甲亢发病期间,或者在未获得治愈之前,要忌碘饮食。再加上我国普遍食用加碘盐,对甲亢患者是不合适的。因此尽量吃无碘盐。

当甲亢治愈后,甲状腺明显缩小并接近正常时,忌碘"禁令"

可逐渐解除。当出现"甲减（甲状腺功能减退）"时，甲状腺激素合成不足，与甲亢的激素过多正好相反，此时不但可以吃加碘盐，可以吃海鲜，还可以有意识地多吃一些海鲜，以增加碘摄取，纠正甲状腺激素合成不足的状况。当手术或放射性碘治疗后，出现永久性甲减时，还需要同时替代治疗，即通过口服甲状腺激素药物来补充激素合成不足的状况。在甲亢虽临床治愈，但患者甲状腺仍较肿大，预计不久甲亢会复发时，此时需要忌碘饮食。

甲亢患者可以参加体育运动吗？

甲亢患者体内甲状腺激素增多，引起各个系统，如神经、循环、消化等系统都处于功能亢进状态，机体的能量消耗很大。此时要注意适当的休息。所谓的休息，包括体力和脑力两个方面的休息。在病情还没有控制之前，不能从事重体力劳动活。持久的脑力劳动，包括紧张的学习、考试、工作加班加点、无时间限制的突击工作等，都应该避免。因此，在甲亢病程初期，如果病情较重，应该安排 2~3 个月的休息时间，待临床症状改善以后，就可以逐渐参加较轻的工作了。当然，大多数情况下，甲亢患者并不需要长时间卧床休息，适当的体育运动也是有益的。甲亢患者的运动量不能大，不能做太多激烈运动，可打太极拳、散步、瑜珈等运动。然而，对于合并心力衰竭等严重并发症的患者，则要注意卧床休息。简而言之，患甲亢后的机体活动，应以不影响病情为原则。

突眼患者眼部应做好哪些护理？

①注意眼睛的休息，避免长时间用眼（包括看书、电视、电脑等）。②注意保护角膜和球结膜，白天可以佩戴墨镜以防止灰尘和阳光的刺激，减轻畏光、羞明的症状。③使用 0.5% 甲基纤

维素或 0.5% 氢化可的松减轻眼睛的局部刺激症状。④复视严重者可以使用单侧眼罩减轻复视。每天做眼球运动以锻炼眼肌，改善眼肌功能。但眼睛勿向上凝视，以免加剧眼球突出和诱发斜视。⑤眼睑闭合不全者晚睡时可涂抗生素眼膏，用清洁纱布覆盖眼睛或使用眼罩，以防止角膜干燥，以及角膜溃疡、感染的发生。如有结膜水泡样膨出，可暂时缝合上下眼睑。⑥睡眠时使用高枕，减轻眼眶水肿。必要时可以服用利尿剂。⑦饮食应注意清淡，限制水盐的摄入。⑧吸烟者须戒烟。⑨定期做眼科角膜检查以防止角膜溃疡造成失明。

突眼患者在饮食上应注意哪些事项？

突眼伴或不伴有甲亢的患者应忌碘饮食，膳食中使用无碘盐，忌食海藻类、鱿鱼类等含碘量高的海产品。忌饮浓茶、咖啡等兴奋性饮料。中药如海藻、丹参、元参、香附等也属忌用。另外，为减少球后组织的水肿，应减盐饮食。